Beautiful Life

Beautiful Life

開始冥想吧！

始めよう。瞑想——
15分でできるココロとアタマのストレッチ

15分鐘，讓身心重回平衡，擁抱零焦慮生活的輕冥想

日本宝彩冥想系統研究所所長
宝彩有菜 著

李伊芳 譯

讓冥想
洗滌心靈與大腦！

如果你感到煩悶憂鬱；
如果你覺得心情焦躁；
如果工作背負沉重壓力；
如果你認為工作效率低落，
這些都只需冥想十五分鐘即可消除！

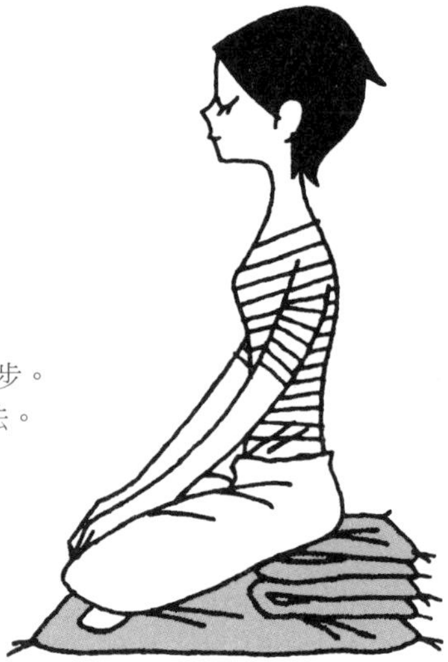

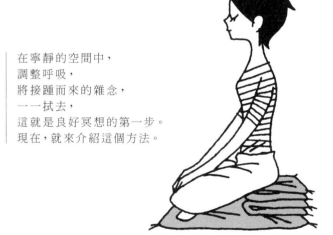

在寧靜的空間中，
調整呼吸，
將接踵而來的雜念，
一一拭去，
這就是良好冥想的第一步。
現在，就來介紹這個方法。

1 設座 安排冥想場所

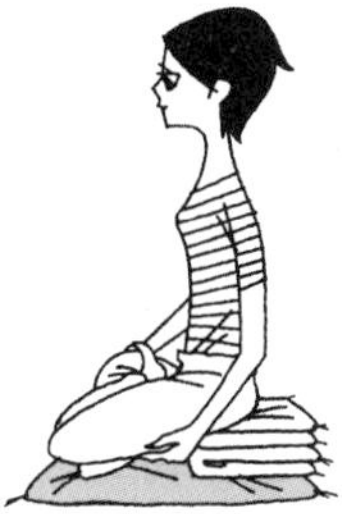

2 入座 坐下

在燈光微暗的安靜場所，
將約兩塊坐墊折起，
放在前方仍能有充足空間的位置再坐下。

3 起始前屈 伏下上半身

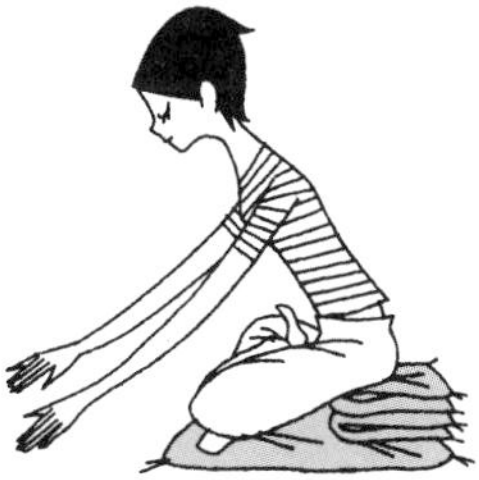

手掌貼地，如同鞠躬般上半身前傾。
兩手打直、額頭貼地。

4 閉目 閉上雙眼

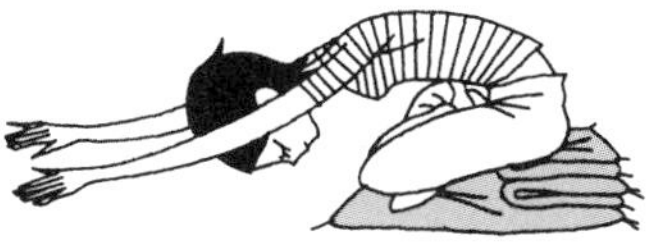

雙眼閉起。
此時應建立
「接下來的冥想是既認真又開心」的意識

5 起身 直起上半身

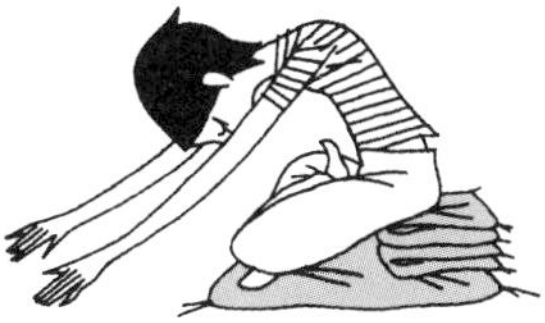

貼地的雙手略微使力，
緩緩起身。
由「尾骨」開始，
如同逐一堆疊脊椎骨般，
慢慢地抬起上半身。

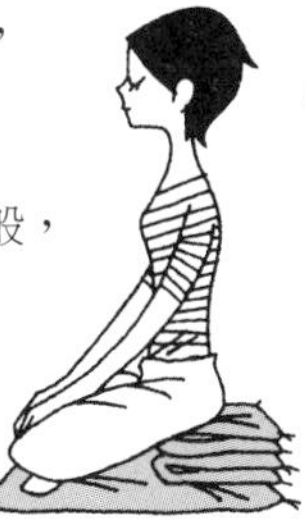

6 結印 結手印

兩手置於膝上，
大拇指與食指指尖扣成環形。
掌心朝上或朝下均可。

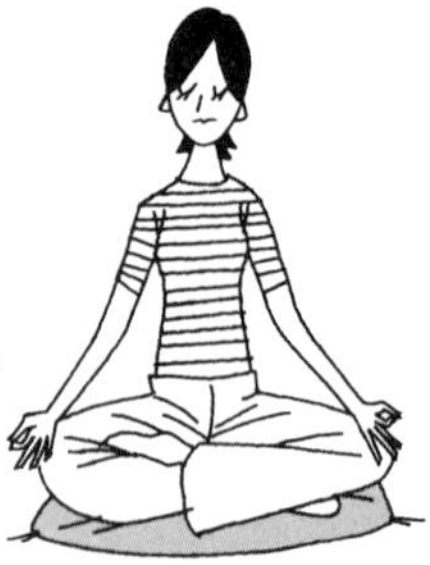

7 通氣 胸式呼吸

8 深氣 腹式呼吸

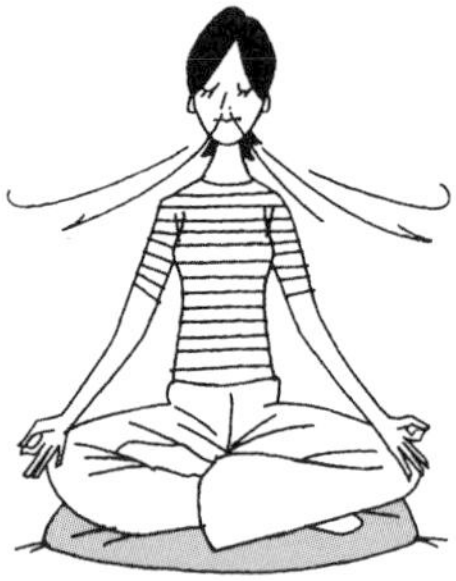

首先進行胸式呼吸三次。
以鼻子深深吸氣並用力吐氣，
之後進行腹式呼吸。

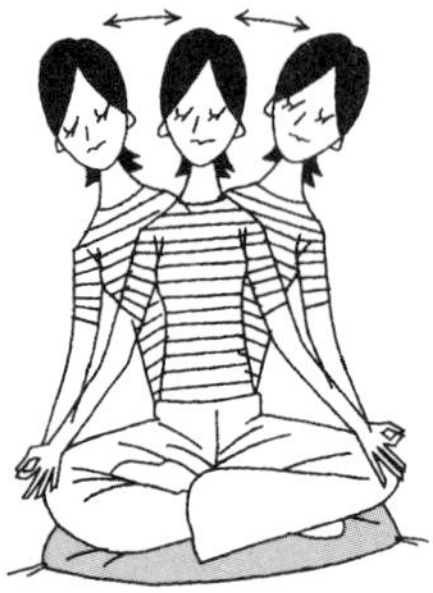

9 整芯 調正姿勢

上半身左右搖晃，
以確認坐姿端正、是否有不適，
之後維持靜坐。

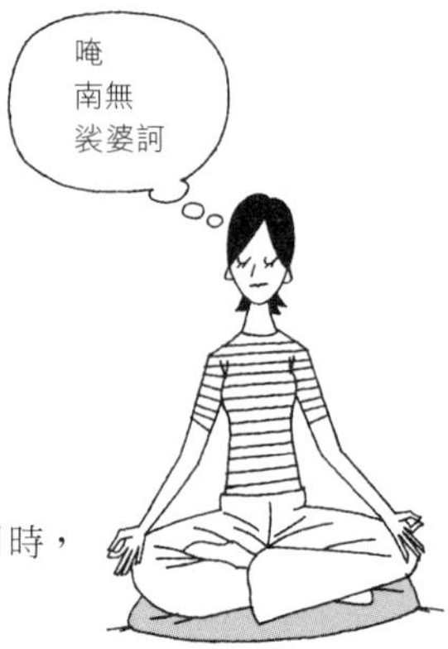

10 誦咒 進入冥想

11 實踐冥想 持續冥想

12 境界冥想 深層冥想

在內心默唸「唵．南無．娑婆訶」
（Aum·Namo·Svabhava）的同時，
進行冥想。一心只想著曼陀羅。

13 終了 結束冥想

自行結束冥想。
即使不到十五分鐘，
但當感到睏意、注意力分散時，
也請結束冥想。

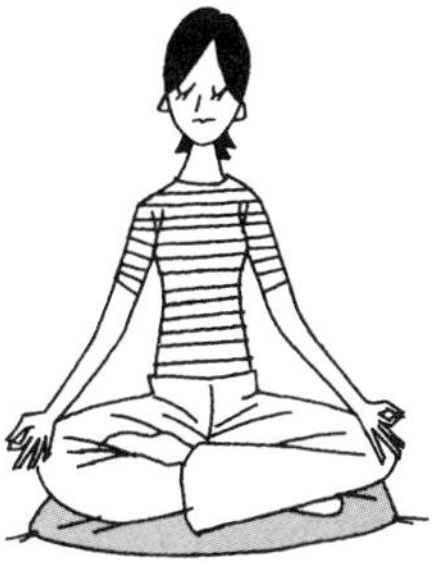

14 終了前屈 離開冥想

手掌貼地、緩緩將上半身前傾，
暫時維持此姿勢。
請以充足時間解除冥想，
這麼做也可使下次更容易進入冥想。
解除冥想後請睜開雙眼。

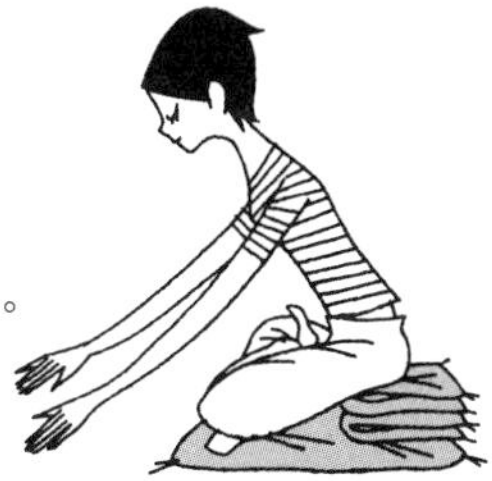

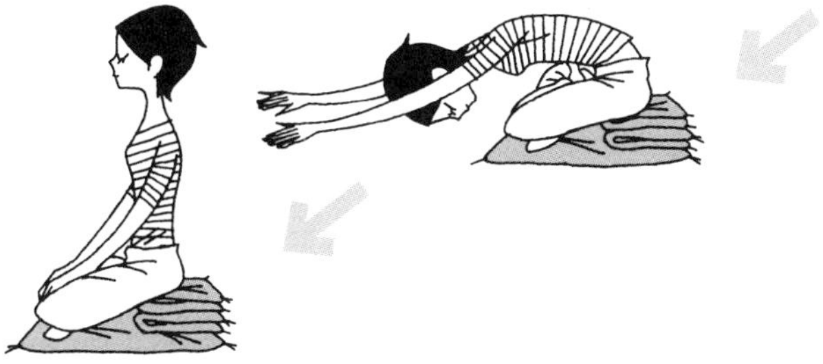

15 終了休息 放鬆

抬起上半身後，
伸直雙腳、躺下休息、站起都無妨。
要繼續進行冥想時，請至少休息五分鐘。

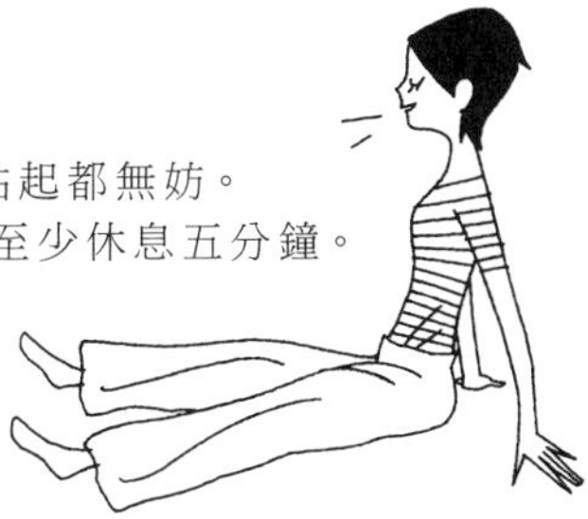

前言

邁入科學對各個領域研究突飛猛進的二十一世紀後，人們對於大腦方面的認識卻仍在原地打轉，與三千年前並無太大差異，某種程度上來說，這種現象讓人感到訝異。

科學技術是承襲前人的研究而進步發展，同時要以知識和技術的順利累積、傳遞、繼承為前提。因此，雖然科學得以舉足長進，但人類大腦運作、使用方式的相關知識與技術卻難以傳承，使得人們在此方面的研究並無明顯進步。

不過，現在是二十一世紀，豈可就這樣輕易放棄。

我認為現今正是以科學來解釋善加活用大腦的方法，並傳達給人們的時候。所幸，與大腦相關的科學技術，以及傳遞資訊的媒體產業發展蒸蒸日上，可說已達到人類史上的發展高峰。

因此，我認為現今也是以科學角度，來審視「冥想」這項大腦技術的時候。本書即是採用將冥想視作科學的觀點所撰寫。

大腦雖然有諸多不可思議之處，但本書全數以科學方法進行驗證與解說。關於實踐冥想的方法，也將一一闡述其動機與目的，並進行具體的邏輯說明。

閱讀本書的讀者，自然能夠理解「冥想」是活化大腦的最佳方法。

只要親自實踐後，即可體會其效用。

那時想必就會由衷認同「終其一生不曉得冥想這個方法，是件多麼可惜的事」。

請務必在閱讀本書後，開始嘗試冥想吧！

宝彩有菜

目錄

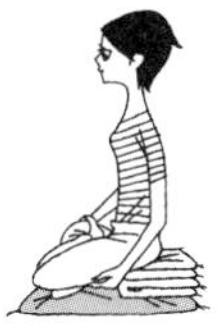

第 1 章

開始冥想吧！

冥想十五分鐘，讓心靈與大腦煥然一新　30

第3章

冥想的好處說不盡

第4章 冥想技巧純熟的捷徑

第5章

冥想熟練的Q&A

插圖——原子高志
第105頁資料提供——自治醫科大學 渡邊英壽教授
圖表製作——河合理佳

序章

冥想
真是有趣

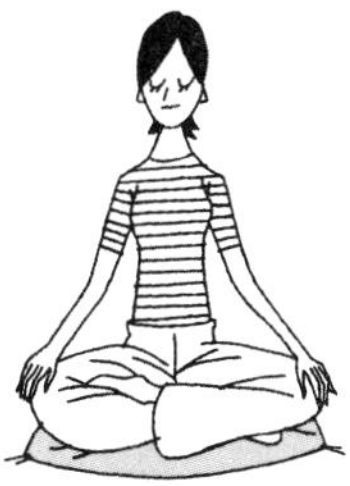

「冥想」入門

◎冥想的歷史

冥想，即是佛陀口中的「禪那」，據傳是印度比哈爾邦（Bihar）的當地方言──巴利語（Pali）。傳到中國轉變成「定」，流傳至日本則是「禪」。

然而，由於路途遙遠、長途跋涉，古早的「禪那」有諸多部分失傳。就連現今的印度，也未能保留根本的「禪那」。想要真正認識「禪那」，就必須回溯當時的場所與時代背景。

那時佛陀尚未覺悟成佛，其實仍非「佛陀」，而是釋迦族的王子。據傳冥想是佛陀在覺悟成佛前的修行。換言之，即是當時的「禪那」。

那麼「禪那」究竟為何呢？依佛陀留下的說明推測，「禪那」與留傳至今、佛教成立前即存在的文獻《奧義書》（*Upanishad*）中，關於「瑜伽」（Yoga）之說明，有諸多相似處。

不過，並不是要以「瑜伽」的說明，使古早的冥想復活。

畢竟也無法斷定現今人們認識的「瑜伽」就是往昔的瑜伽。雖然現今「瑜伽」被認為近似整體、體操般的活動，但那其實是「瑜伽」中，被稱為「訶陀瑜伽」（Hatha Yoga，肉體修行）的部分。

最近似於佛陀所云的「禪那」，其實是「勝王瑜伽」（Raja Yoga）。「Raja」為「內心、精神」之意，「瑜伽」則意謂著「修行、鍛鍊」。

換言之，可說是「心的修行」。

古印度學者波顛闍利（Patanjali）撰寫的《瑜伽經》（*Yoga Sutras*）中，即記載了勝王瑜伽並流傳至今，是勝王瑜伽的主要經典。

此外，古印度史詩《摩訶婆羅多》（*Mahabharata*）中，由七百句組成的

〈薄伽梵歌〉（*Bhagavad Gita*）裡，也有關於冥想的說明。

然而，這些文獻並不足以完全採信。其後對於冥想不甚了解者所增編、改寫的部分，無法作為參考；此外，以超出現今科學常識（但是為古時常識）說明的內容等，反而讓人更摸不著頭緒。

儘管如此，只要考量古代社會情形等詳加思索，省略不合理之處，即不難發現文獻中，有諸多對於日後佛陀口中「禪那」根源之冥想的說明。

因此，我認為冥想的習慣，在佛陀時代其實出乎意料地普遍，而且以「禪那」作為教科書般的文獻和流傳也比所知多上許多。換言之，與現代人相較下，沒有電視、娛樂活動貧乏的古人，說不定冥想正是他們的熱門休閒活動。

◎「瑜伽」與「呼吸法」本是由冥想衍生而出

「肉體修行」的訶陀瑜伽、呼吸法、香療等，均屬冥想相關方法。為了使冥想發揮良好功效，確實是以安靜場所、調整身體狀況的方法為佳。並且使用讓自己不會感到疼痛不適，或搔癢難耐的方法。當某部位感到肌肉僵硬時，就以伸展等方式舒緩，自然會比在肌肉僵硬的狀態下進行冥想來得舒適。

此外，人會對生活中的細微氣味有所感受，因此點起散發香氣的薰香之處，也是良好的環境。

將上述方式作為準備工作並非壞事。不過，儘管是為了冥想做準備，但再多準備而未開始冥想，仍稱不上是冥想。就如同想要增進單車技巧的人，只是保養單車卻未真正開始騎車一樣。

專注於冥想本身才是明智之舉。如此一來，自身也會更加清楚冥想的方法及必要準備。

◎冥想並非宗教，而是科學

《廣辭苑》（編按：日本知名的日文辭典）裡，將冥想解釋為「閉眼安靜思考。忘卻眼前事物遨遊於想像中。沉浸於冥想。」

然而，冥想並不是「想像、思考某事」。反倒是完全相反。冥想是「不思考任何事」。心無雜念，進入無我境界，宛如空殼般。不過要迅速達到此心境談何容易，免不了要費番工夫。關鍵就在於，適時給予無時無刻毫不停歇的大腦，休息與恢復的時間。如此，才能使大腦彷彿清洗過般潔淨。

冥想可以使心靈輕快、開朗，讓身體健康、頭腦聰穎。

此外，冥想也會喚起兒時的久遠記憶，例如幼時溫馨家族的笑聲、因夕陽染上緋紅的鄰家房屋等，這些回憶都將栩栩如生地在腦中浮現。有時也會為人帶來狂喜（ecstasy）的感受。

冥想並不困難，而且還相當簡單，任何人只要稍加練習即可學會。實際上，藉由我所提出的方法來進行冥想，而因此親身感受美好體驗的人接二連三地出現。冥想無關乎年齡與男女性別。

我的冥想方法，可謂經典的古老冥想方法之現代版，不僅任何人都能輕鬆學習，而且成效顯著、方法簡單。

提到冥想，不少人會聯想到宗教，或是認為與某個宗教相關，但其實冥想的存在早於宗教，是一項與大腦相關的科學技術。

◎冥想較游泳更為簡單安全

不論游泳或是騎單車，均是有益身心健康的優質活動。

冥想只需確保坐下的空間，既不會溺水也不會跌倒，而且它帶來的身心健康成效，並不亞於游泳和騎單車。不過，由於事關大腦，可能會有人對於冥想的安全性抱有疑慮。

但只要讀過本書以科學為基礎的具體說明後，想必就能充分認識冥想，並認同冥想是安全無虞又有益身心健康的良好活動。

此外，只要持續勤加練習，任何人都能確實掌握冥想技巧。

◎短短十五分鐘，立即獲得成效

即使冥想時間短，仍有其效果。

冥想的時間可以是三分鐘、五分鐘或十分鐘。只要進行冥想，就有一定程度的效果。冥想三分鐘就得到三分鐘的效果，冥想五分鐘則有五分鐘的成效。若是一次冥想十五分鐘左右，效果更是驚人。

每天在固定時間進行冥想，也可以提升成效。即使間隔兩天、三天也無妨。儘管一週只有一次，也請開始嘗試冥想吧！

雖然不實際進行冥想便無從得知，但冥想帶來的效果，想必會讓人嘖嘖稱奇。

第 1 章

開始冥想吧！

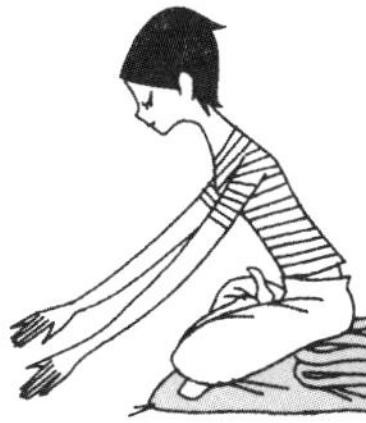

冥想十五分鐘，讓心靈與大腦煥然一新

◎冥想的注意事項

那麼就趕快來嘗試冥想吧！

進行冥想並不需任何必要物品，只要有「來冥想吧」的心情，以及讓人平靜坐下的場所，與坐一段時間臀部也不會疼痛的坐墊等即可。

若能準備飲水和時鐘是最好不過，但沒有也無妨。此外，不會感到睏意時，不論早晚隨時都可進行冥想。至於冥想的時間或長短，都依個人自由而定。

進行冥想的詳細方法，會依所處環境及個人狀況而不盡相同，本章將介紹標準的冥想方法。

每項作法都是基於使冥想發揮功效的合理目的，希望各位都能理解這個前提。如此一來，不論身在何處，自然就會曉得該如何去應用、省略或是下番工夫了。

冥想是大腦中的作業，不需拘泥於形貌。在此，就先來介紹冥想的標準方法。

關於冥想的完整流程，請參考下頁起的文字與插圖。

由下頁起，將說明十五個姿勢的要領與需注意之處，以及冥想時大腦中的情形。

現在，就請嘗試一下「冥想」吧！

若能在閱讀本書的同時親身實踐，想必更能心領神會。

1〔設座〕安排冥想場所

請找個讓人感到心情平穩的安靜場所。燈光以微暗為佳，盡可能不要有風。有些許香氣雖然無妨，但基本上以沒有任何香氣的場所較為適合。

將坐墊對折置於臀下，藉此墊高臀部。請依個人喜好調整高度即可。

以我個人來說，我習慣臀部高於腳部二十公分左右，因此會使用兩塊坐墊。當臀部位置低時，背脊容易彎曲，臀部位置提高時，背脊自然而然就能打直。

此外，冥想過程若受到聲音驚擾，接下來就會不易進入冥想，因此請將手機關機。

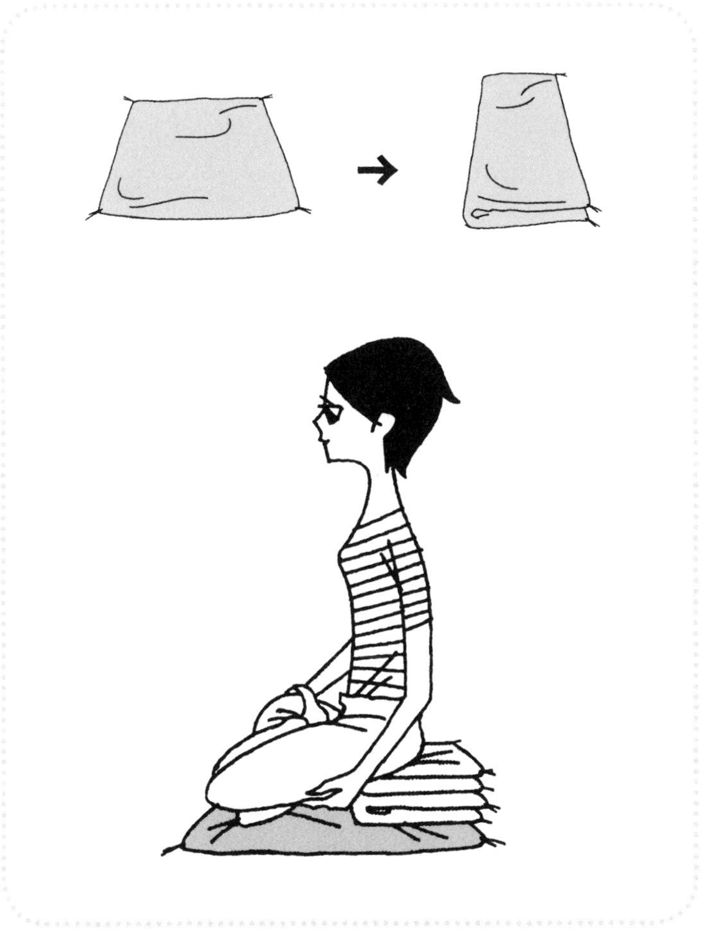

請盡可能在相同場所進行冥想。

此外，周圍環境以整齊清潔為佳，如此可以使人盡快進入深層冥想。

2〔入座〕坐下

請盤腿就座，盤腿的姿勢可以使臀部穩定。

盤腿時因臀部著地面積廣，即使長時間久坐，臀部也比較不會感到疼痛，是相當適合冥想的姿勢。盤腿時，可採用將其中一腳置於另一側大腿上的「半跏趺坐」，或是兩腳交錯置於兩腿上的「結跏趺坐」，亦可使用端正跪坐坐姿。依情況而定，即便是坐在椅子上進行冥想也無妨。

「坐下」之目的，除了安定臀部、增加著地面積外，主要也是為了使背脊保持垂直。

此外，在進入下個姿勢「起始前屈」前，請先看時鐘確認開始的時間，感受「現在是幾點幾分」。

眼鏡、手錶、項鍊等束縛身體的物品，都請盡量取下或是放鬆開來。

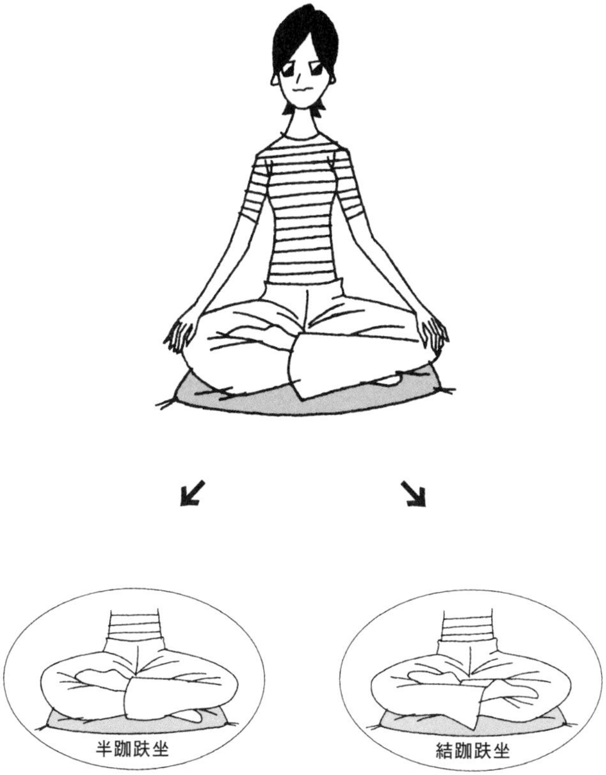

半跏趺坐使身體安定。不會感到勉強者，亦可使用結跏趺坐。
或是盤腿而坐、端正跪坐坐姿也無妨。

3 〔起始前屈〕

伏下上半身

請將手掌貼地，上半身緩緩前傾以伸展身體。

在進入冥想前，請先試著將上半身前傾，兩手盡可能朝前方伸展。雖然在冥想過程中，身體絕不會倒下，但這個動作是為了使人感到「這兒沒有任何障礙物，相當安全」而安心。

此外，這也可視為伸展椎骨的準備動作。

頭順勢向前彎下，以充分伸展背部。

同時也請留意自己的柔軟度，觀察自己可以前傾的角度。這是為了和冥想結束時的「終了前屈」作比較。

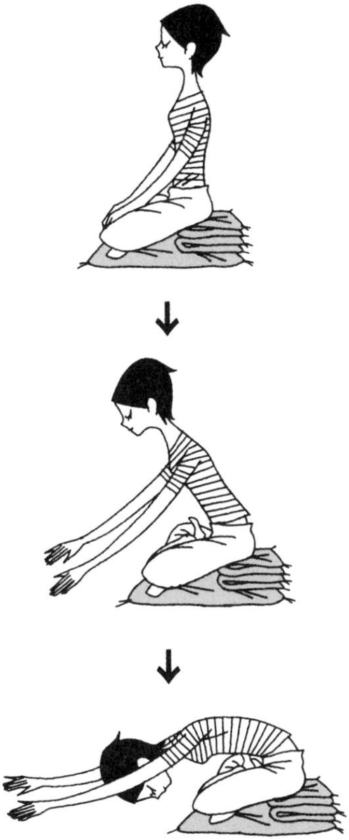

進行良好冥想時，儘管維持坐姿，但冥想結束後前屈時，
全身肌肉與筋骨的柔軟度驚人，身體也能近乎貼地般。

4 〔閉目〕

閉上雙眼

請閉起雙眼。盡可能減少外在的訊息，是使冥想盡快深入的方法，閉眼也是為了阻擋外來訊息。

這也是冥想時需閉眼，以及房間燈光昏暗為佳的原因。

閉眼時不用特別使力，請自然闔上眼皮即可。眼球的位置也以自然、舒適為主。

此外，由於耳朵並未塞起，因此請設法讓環境保持安靜。

並在心中默想，「接下來我要開始冥想了」。

不單純只是坐著，而是下定決心進行冥想。自己需做好覺悟。

並非每次都在不知不覺間進入冥想，而是要抱持認真、嶄新的心態進行冥想，這是相當重要的關鍵。每次都應以慎重的態度面對冥想。

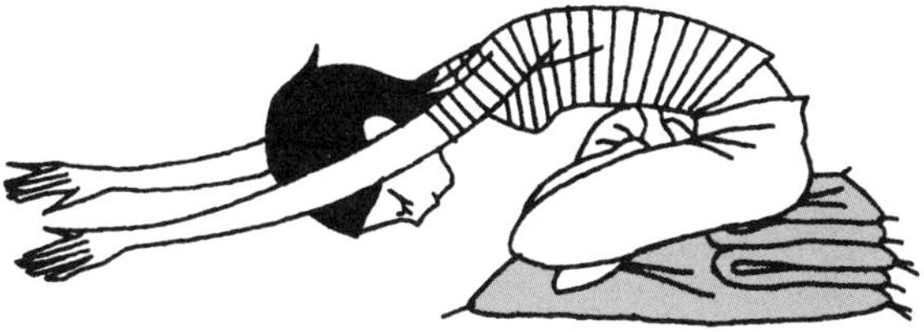

冥想時間是送給自己奢侈無比的禮物，
請從這刻起懷抱「享受」、「休憩」的心情。

5 〔起身〕

直起上半身

貼地的雙手在前方撐地，同時緩緩抬起上半身。由「尾骨」起，將脊椎骨一塊一塊依序往上堆疊般，緩緩地起身。

這個動作目的在於，減少通過椎骨的成束神經受到壓迫。當這些神經彎曲、受到壓迫時，就會難以進入深層冥想。

具體點形容，就如同將高數公分的矮竹筒堆疊成管子般，然後由上而下，從中垂放數根麵條也不會觸及竹筒內壁。實際上可能不是完全的直線，只要感覺到自己的背部打直即可。此外，採取這個姿勢才不易疲累。

抬起上半身的動作約十五至二十秒間，請盡可能放慢速度。動作太快會不易進入深層冥想，放慢動作反而能更快進入深層冥想。

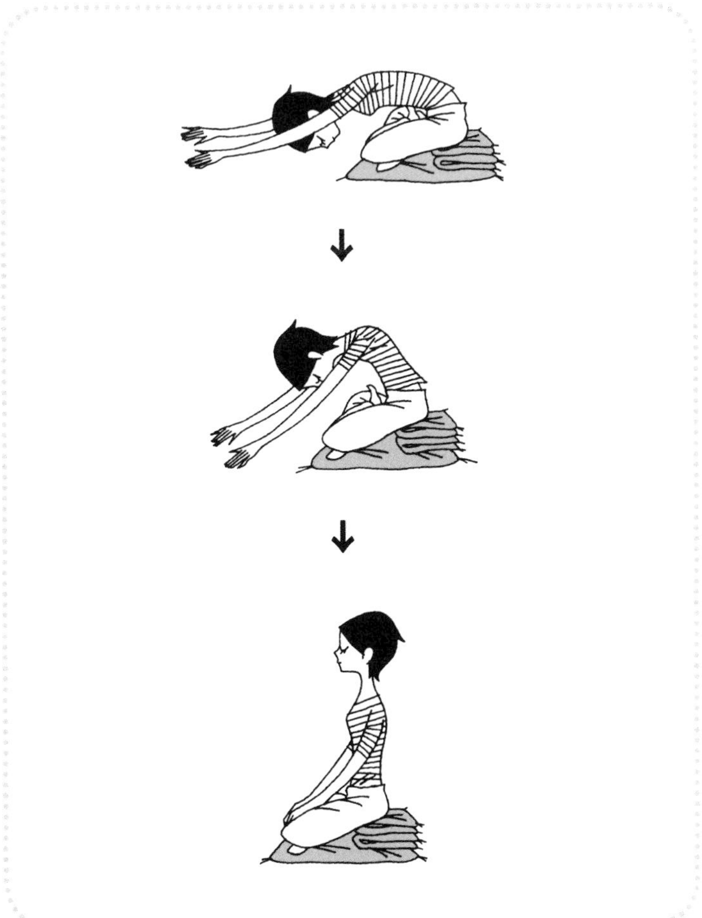

動作緩慢的話，
也會令內心感到「現在沒有什麼好急的事」。

6 〔結印〕

結手印

起身後，請將兩手置於膝上結手印。

所謂結「印」，是以大拇指及食指指尖輕扣形成圓圈，這是為了不讓自己在冥想中睡著的動作。力道約為兩指間夾不住一張紙般輕微，指尖勿過於使力為重要關鍵。

手掌朝上或下都無妨。當感到睏意時，「印」就會自然解開，人會感受到指尖皮膚分離的微妙感覺。當產生這種感受時，就會察覺「啊，我剛才差點睡著了」。

若有自信不會睡著時，其實也沒有結「印」的必要。但剛開始從事冥想時，還是請進行結手印。這麼做，有助於使人建立「出現這個姿勢時就要進行冥想」的習慣。

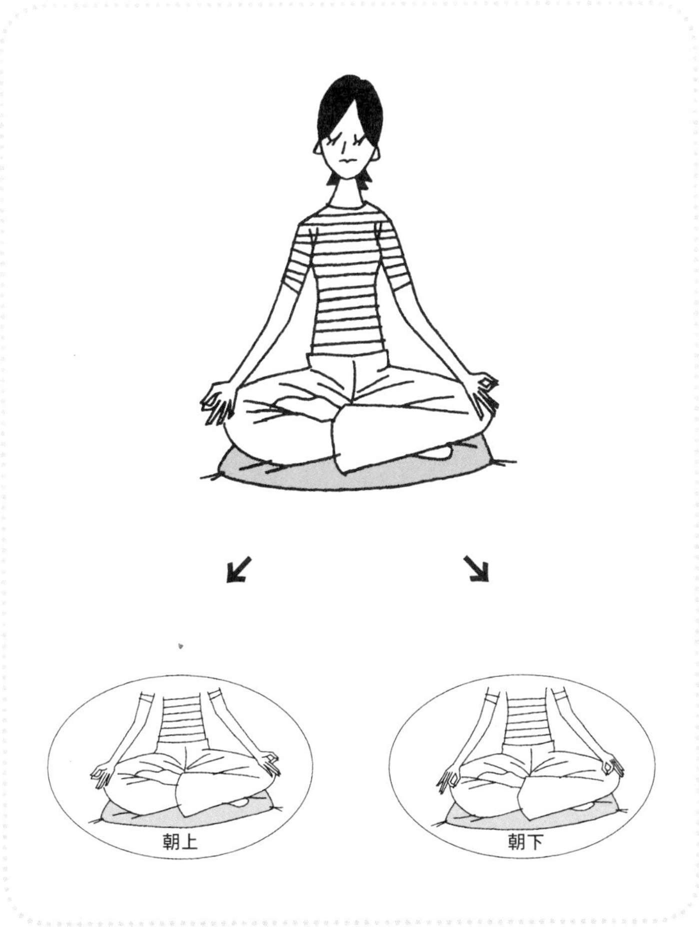

當熟悉冥想，不會不經意睡著後，不必結手印也無妨，
此時手可以直接置於膝上，或是在丹田（肚臍下方）交握。

7〔通氣〕

胸式呼吸

首先，進行胸式呼吸。請深深吸氣、由鼻子大力吐氣，共反覆三次。深深吸氣、由鼻子大力吐氣。

想要在進行腹式呼吸的同時進入冥想，之前就必須充分進行胸式呼吸，可藉此確認胸式與腹式呼吸的差異後，改採腹式呼吸。此外，由於先前打直的椎骨又再度抬起，也可藉此確認椎骨是否打直。

此外，冥想過程中，會以鼻子吸氣、吐氣，因此也有必要確認鼻子是否順暢。一口氣吐氣的用意即在此。

此動作約反覆三次即可，不過依個人情形而異，一次或兩次其實也無妨。

感到想要咳嗽時，就請乾咳數次以消除喉頭癢的感覺。通氣是為了在冥想過程中，可以持續維持平穩腹式呼吸的準備工作。

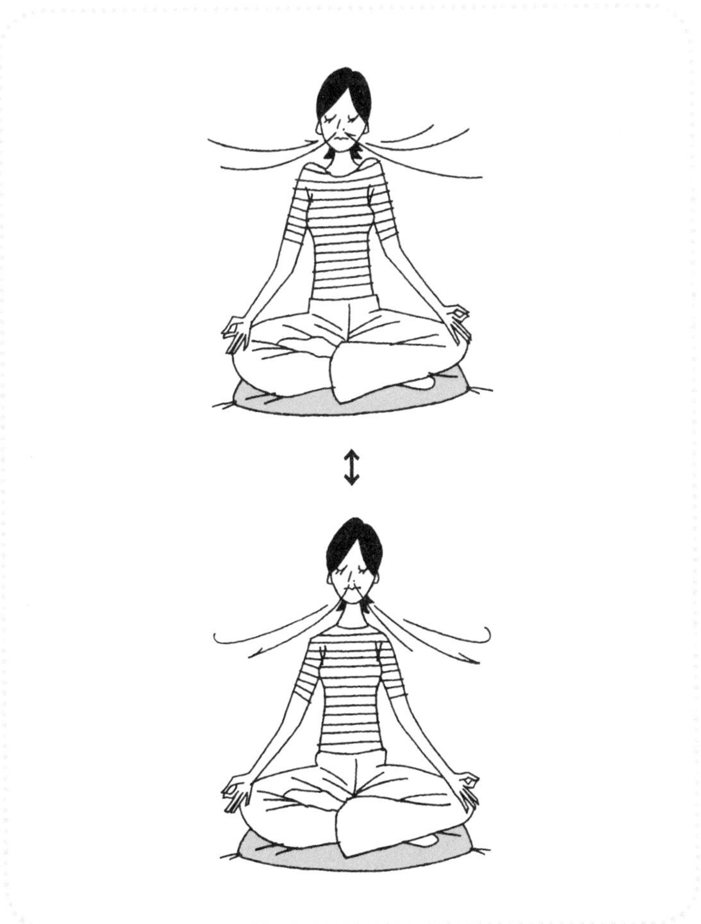

宛如浪濤拍打海岸般深深吸氣，
接著再如同浪潮退去般，緩緩把氣吐盡。

8 〔深氣〕

腹式呼吸

接著請開始進行腹式呼吸。

肩膀與胸部維持不動，吸氣至腹部深處，再靜靜吐氣。

雖然冥想時不牽動身體的隨意肌為重要關鍵，但並不可能完全停止呼吸，因此應採用隨意肌運用程度最低的呼吸法。

起初的前兩、三次呼吸，吐氣時請放鬆肩膀力道。如此一來，肩膀下方的腹部自然就能順利進行腹式呼吸。順暢、緩慢地呼吸，也能盡早掌握冥想的訣竅。

腹式呼吸並非使整體腹部膨脹或緊縮，而是丹田（肚臍下方的腹部）膨脹或緊縮的呼吸法，這也是益於冥想的呼吸方式，請多加練習。關於腹式呼吸和丹田呼吸的練習祕訣，在後續還有詳細說明。

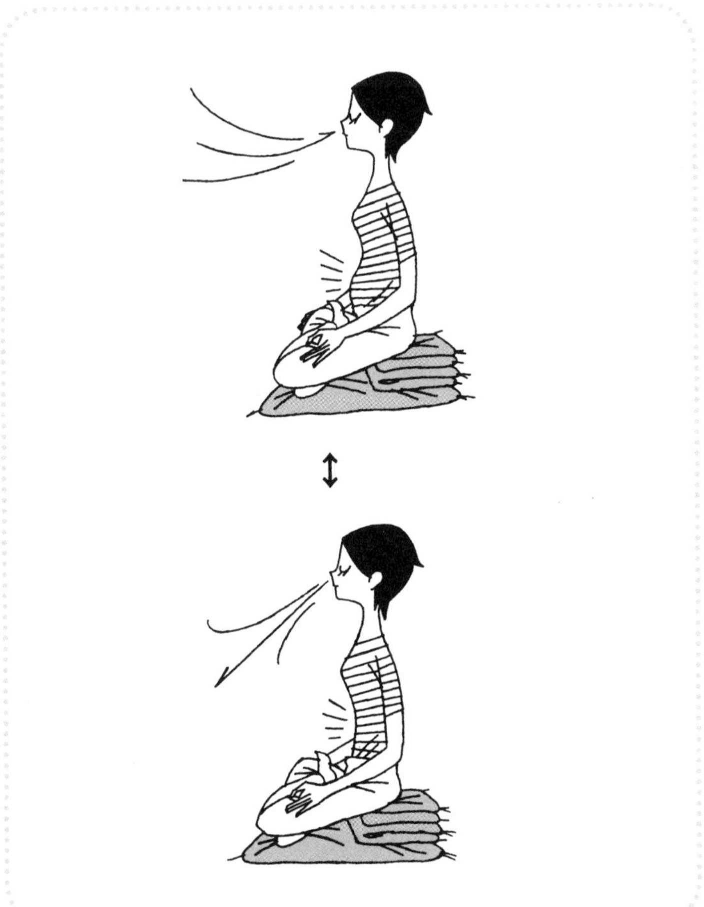

緩緩深呼吸固然重要，但由⑩誦咒到⑬終了時，
務必使用不牽動椎骨、胸骨等的腹式呼吸。

9〔整芯〕

調正姿勢

請稍微前後左右搖晃上半身，以確認椎骨是否筆直，這也是為了穩定坐姿。宛如海中搖擺的昆布般，將上半身緩緩左右搖晃兩、三次。

藉此確認背脊是否筆直、有無左右傾斜。此外，由於接下來要進行十五分鐘不動如山的冥想，因此也藉此調整臀部位置等，確認最終坐姿。

此時，也請確認最後一刻自己的臉部表情。以面無表情最佳，並非努力的神情、滿臉困惑或是一臉嚴肅，而是無任何情感流露的平穩面容。

在皺眉、咬牙的狀態下進行冥想時，儘管只是些許的緊張，還是會難以使「意識」脫離「思考」，請多加留意這點。

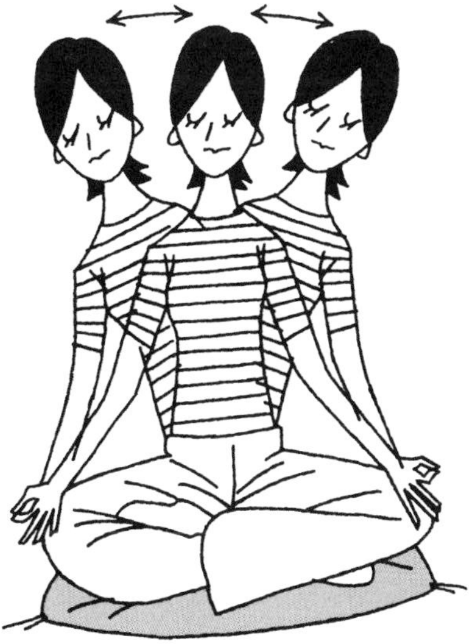

身體前後左右搖晃時，請以極為緩慢的速度。
停止時，則如同鐘擺停止般平靜。

10 〔誦咒〕進入冥想

在心中唱誦曼陀羅進入冥想。唱誦時請配合呼吸頻率。當聚精會神唱誦曼陀羅時，會使得「雜念」自然浮現。

關於唱誦曼陀羅的意義，將在之後詳細說明。不單純僅是唱誦曼陀羅，而是要配合呼吸，才能盡早進入深層冥想，請特別留意。

若是唱誦我推薦的「M曼陀羅」時，吸氣時唱誦「唵．南無」，吐氣時唱誦「娑婆訶」。

全神貫注於曼陀羅上為重要關鍵，所有心思都放在唱誦曼陀羅一事。

請靜靜地、緩緩地在心中唱誦。雖然唱誦曼陀羅要配合呼吸頻率，但略有誤差也無妨。反之，也可以呼吸頻率配合唱誦曼陀羅的速度。

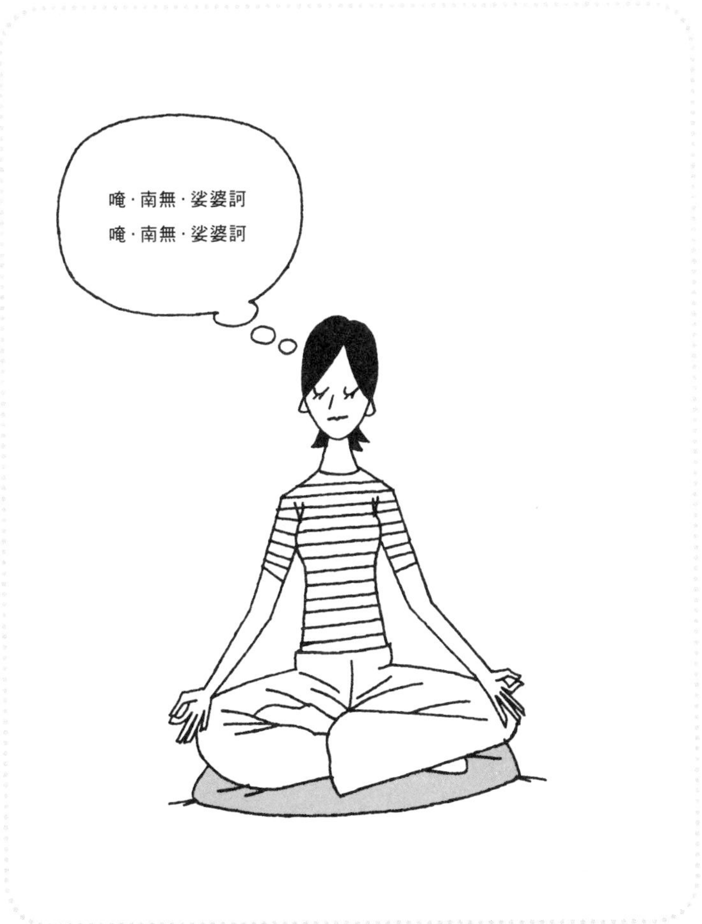

由於是在心中唱誦，無從得知音量大小，但也不應如同勃然大怒時的怒吼，在內心唱誦。此外，也要避免像機關槍般快速唱誦。

11 〔實踐冥想〕持續冥想

請持續冥想。不論腦中浮現任何思考、概念或想像，都請不要深究、立刻放下，回到曼陀羅上。

面對腦海中萌生的任何想法，都不應進一步思索，使想法膨脹。儘管雲朵（念頭）接二連三飄來，內心仍是晴空萬里。讓雲朵自然飄散，宛如雲朵又飄走般。

產生概念、想法或憂慮，若以「不應想這些」而否定時，內心反而無法放下。首先應以「啊，原來我是這麼想的」，承認自己的想法，接著以「不過現在在冥想中，待結束後再來想這些吧」，將其「延後」。

或是先「擱置」，放下的訣竅也是「整理」思緒的祕訣。這即是有意識地整理「思考種子」（參考第二章第一節）的練習。接下來的十五分鐘，請集中於冥想。

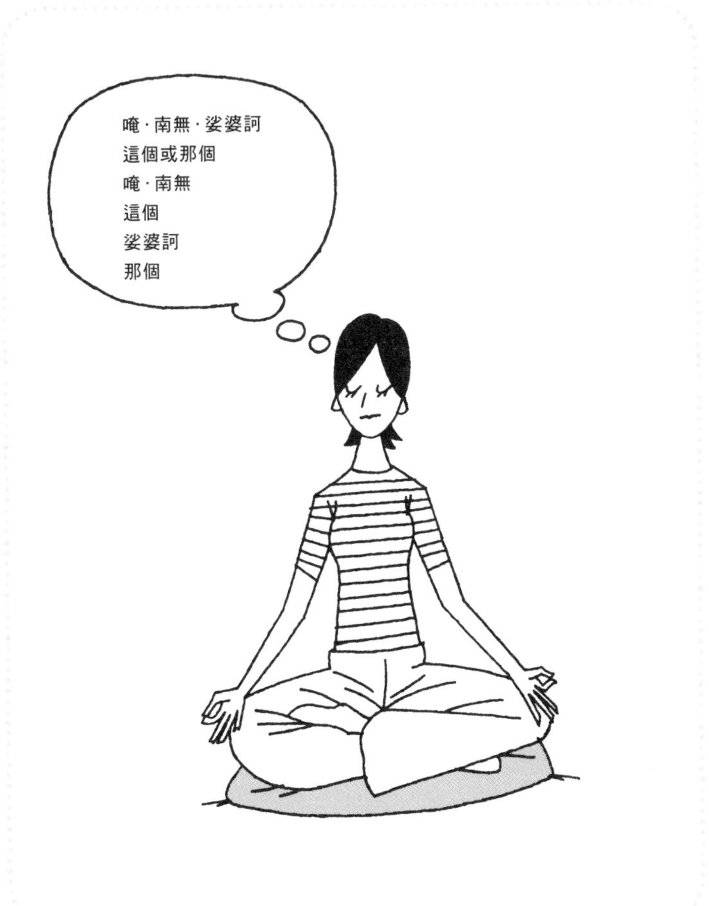

捕捉思緒四處飄移之心的訓練，不受雜念牽引。
讓「思考」膨脹、持續發展，就無法冥想。

12 〔境界冥想〕

深層冥想

當上一階段的實踐冥想順利進行，促使人思索的「思考種子」也不復存在時，即會自動進入此狀態（境界）。

此時是難以置信的靜謐狀態，完全寂靜無聲。

儘管雙眼閉上，但眼前卻如同破曉時燦爛耀眼，也有人額頭會感到涼意。

想要以自身意識進入此境界只會徒勞無功，就如同搭乘電梯自動就能上樓般，只要前面階段順利，自然就會進入。

達到此境界時，已無唱誦曼陀羅的必要。此外，過去懸而未決的掛心之事，也可能在此解決、改善。舉例來說，頸部會自然傾斜，在冥想結束後，肩膀僵硬即獲得改善；或是過往的大小事，都可能再次體驗而產生新認識。

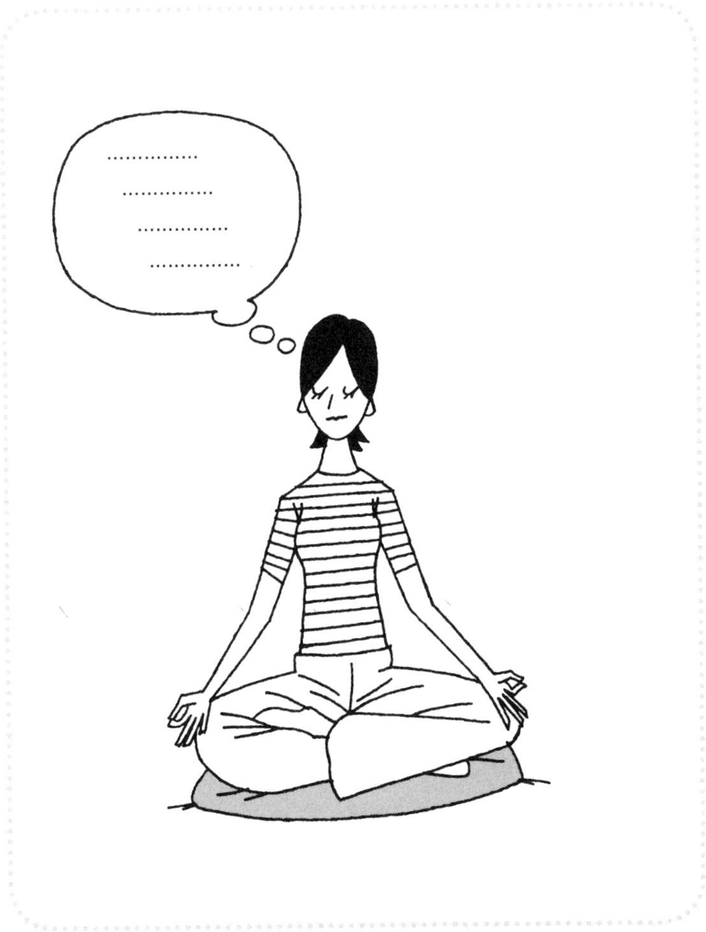

此外，境界冥想時，起初可能會感到恍惚或體驗到狂喜。
有類似感受時，即是進入境界冥想。

13 〔終了〕結束冥想

請自行結束冥想。

超過十五分鐘時，注意力容易渙散，因此約十五分鐘就請結束冥想。請以自我感覺留意時間，若覺得「已經過了十五分鐘」，就可以結束冥想。

此外，如果冥想時注意力難以集中，儘管不到十五分鐘，仍請結束冥想。進行大腦整理作業（實踐冥想）時，若無法集中注意力，會使人難以由接踵而來的雜念回到曼陀羅上，或壓根忘了要回到曼陀羅而暫停唱誦。

當處於這種狀態時，就無法稱得上是良好的冥想，請盡快結束吧！進行數次聚精會神的三分鐘或五分鐘短時間冥想，效果反而更佳。此外，閉上的雙眼直到下一階段「終了前屈」再睜開比較恰當。請盡情享受冥想的餘韻。

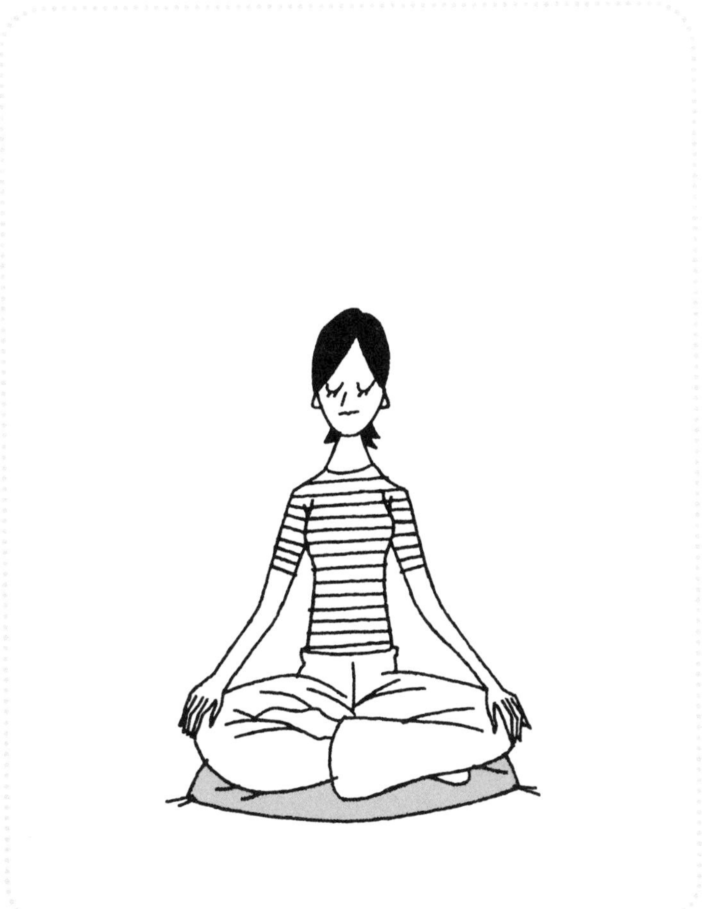

被雜念緊追不捨、整理作業中停滯不前時，不論進行多麼長時間的冥想，都是徒勞無功。注意力難以集中時，請別勉強自己。

14 〔終了前屈〕

離開冥想

請將手掌貼地，再次將上半身緩緩伏下。維持此姿勢十五秒以上，靜待意識回到現實。

離開冥想時，請靜待意識自行恢復。如此一來，也有益於下次冥想。

進入深層冥想時，內心會不斷深入深層意識，而無暇顧及周遭環境。此時若突然出現巨大聲響，會使人飽受驚嚇，若因此產生「都是因為冥想的關係，嚇到我了！」下回可就難以進入冥想。

請設法使自己建立「冥想過程中，外部不會有任何狀況、相當安全」的認知。因此離開冥想時，也請多加留意，不可使自己遭受驚嚇。此外，這時也請確認時間，推算自己進行冥想的時間。這麼做也可增加之後自己的時間感覺（體內時鐘）的正確性。

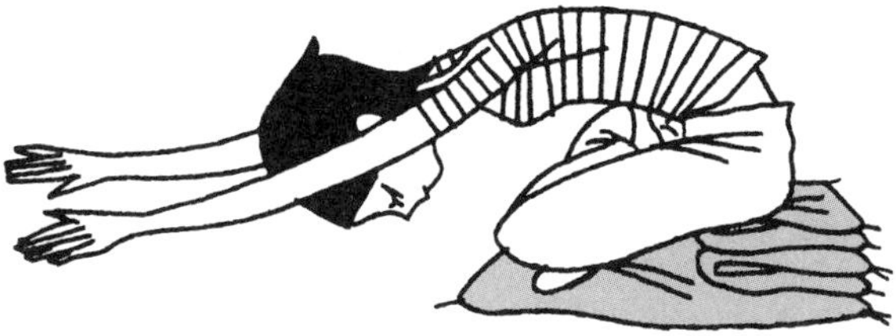

如同先前鞠躬的動作般，身體較剛開始準備冥想時輕鬆許多。
這是因冥想增進柔軟度的效果。

15 〔終了休息〕放鬆

當恢復正常狀態後，可以睜開雙眼起身，躺下休息也無妨，或者也能伸直並活動雙腿。

若要進行第二次冥想，至少間隔五分鐘以上的休息時間（第三次、第四次冥想亦相同）。

集中精神為冥想的必要條件，然而注意力僅能維持約十五分鐘左右，若要連續進行冥想時，中間請別忘了安靜休息。休息時讓燈光保持昏暗，可使人下次更容易進入冥想。

兩次冥想間的休息時間，不妨靜靜補充水分。當之後預計還要進行冥想時，並不建議與人交談、看電視、讀書等。這些活動會讓好不容易心如止水的平靜內心，又再度掀起漣漪。

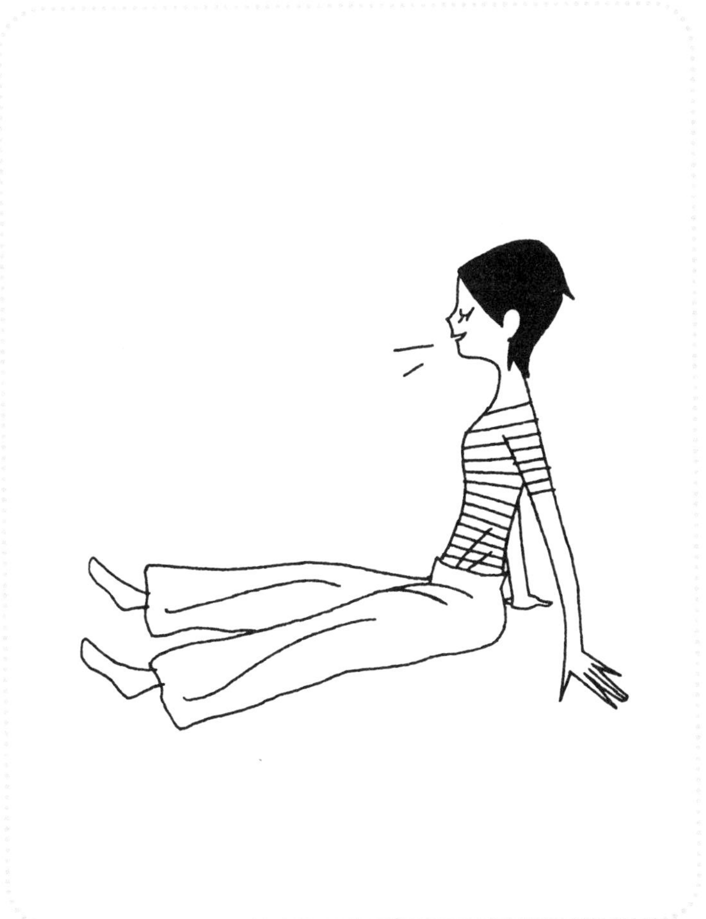

兩次冥想間，休息時間的動作，
都請盡量保持安靜緩慢。

專欄 靈異現象的謊言①

真的有超能力者嗎？

當冥想技巧逐漸熟練後，大腦的運作效能因此提升，可能會有人認為是彷佛擁有超能力般。

這其實不過是較正常人普遍擁有的能力更為提升些，並非因此獲得超乎科學範疇的能力。

即使熟悉冥想技巧，也無法透視紙張背面的文字。在物理上、科學上難以達成之事，冥想也不可能辦到。

然而，「這個人大概是在背面寫了這些吧」的想像力，卻可能較先前提升十倍、二十倍之多。此外，「這個人可能某個地方有不適，只要加以暖和、伸展，就能消除疾病」的洞察力也會隨之提升。

不論哪項，皆是科學可以解釋之事。由於大腦活動範圍廣泛且迅速，看似擁有超能力，但其實每個現象都能以科學角度，進行合理的說明。

第2章

熟習
冥想方法

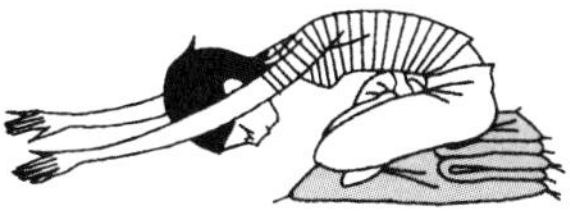

1 使頭腦「放空」

◎「什麼也不想」為最重要關鍵

讓大腦變為「無」與「空」，可說是冥想的重要關鍵，具體而言，是指不作任何思考的狀態。為此就必須找出恣意遊走於腦中的「想法」，並加以捕捉、使其停止。

每個人絕對都曉得自己腦中在想些什麼。要延續、擴張自己的思考相當簡單，但想要中途喊停，絕非輕而易舉之事。

舉例而言，當為某事感到憂慮時，內心也會心急如焚，這種經驗想必每個人都曾有過。擔心的想法宛如一顆小豆子，掉落田畦後，霎時就成長為鋪天蓋地的巨大植株；或是，在鍋中乒乓作響的爆米花，瞬間彈飛而出。

此外，思考還有著各式各樣的「種子」。鑽牛角尖、坐立難安，怎麼也難以抑制這類想法，冥想並不是要進一步釐清自己心中的這些想法，而是要將包括若有似無在內的所有「想法」，由意識中抹去，這也是冥想的一大關鍵。

人類大腦可分為多個部位，由不同部位進行協同工作，擁有「我」的意識而進行思考的部分，在本書中，特別以「大腦」視之。雖然在腦中具體的位置並不完全正確，但大體上來說，請視為「額葉」。

同時，實際上感情也是由大腦主導，包含情感在內的大腦運作，即是「心」。雖然無法完全清楚劃分，但在此仍是盡量以嚴密的分辨方法進行說明。

清醒時，若「大腦」停止思考，身心因此得到終極休息、進入放鬆狀態，那時是「我的意識」消失之狀態。

換言之，可說是「無我」、「放空」、「無心」等，雖然說法不盡相同，但實際上就是擁有自我意識的「大腦」中，「關於自我的思考」能「暫時完全停止」，換句話說，也就是「暫時休息」。

「冥想」即是達成此目的之手段。具體來說，是透過唱誦曼陀羅，進而整理「思考」與「思考種子」。

以下就來認識詳細的步驟。

◎曼陀羅是使「雜念」浮現的道具

「曼陀羅」亦可稱為「真言」或「咒文」，它是由無特殊意義的字所組成。

《般若波羅蜜多心經》之〈大明咒〉中，「揭諦揭諦，波羅揭諦，波羅僧揭諦，菩提薩婆訶」亦為曼陀羅。「南無妙法蓮華經」、「南無阿彌陀佛」、「唵」、「阿們」、「嘶——哈——」等，均可說是曼陀羅；

「一──個、兩──個」也能稱為曼陀羅。

自古以來，印度就有許多用以祀奉神明的語句，許多語句也在中國與日本的傳遞間產生變化。

不過，曼陀羅本身並不具特殊力量，並不是唱誦曼陀羅，就能帶來任何改變。

曼陀羅是冥想時，在腦中唱誦的文句。

說穿了，就是冥想時的道具，是使「雜念」現身的一個步驟。

舉例來說，製作棉花糖時，要以竹筷聚集由機器噴射出來的糖絲。曼陀羅就如同竹筷般，將浮游於腦中的雜念（棉花糖），以曼陀羅（竹筷）聚集。

◎曼陀羅的讀音等同於自己嬰兒時期的哭泣聲

雖然有各種曼陀羅，但多半與特定宗教有所關聯。冥想為科學活動，因此，在此使用無關乎任何宗教的「M曼陀羅」一詞。

「M曼陀羅」是我由全世界一百種以上的曼陀羅中，以電腦製作而成的中立曼陀羅，可說是「中心曼陀羅」。M曼陀羅即為「唵．南無．娑婆訶」。

我想各位讀者也有察覺，「唵」、「阿們」、「南無」等，都包含相同的發音在內。寫成發音記號即為「AUM」。

當進入深層冥想，意識到腦中除了曼陀羅外，僅存一片寂靜的深奧空間時，自然就可體會曼陀羅與自己嬰兒時期「哇——哇——」哭聲的深層聲音相同。正是如此，雖然隱身於其中，但只要稍微細細聆聽即可發現，與自己的哭聲是同樣發音。

嬰兒不分人種，據說哭泣時的音階一律都是「La」（八百八十赫茲）。任何人初來到世上時，都是先認識這個「音」，即是「AUM」。

大腦中會迅速訂定出對該聲音產生反應的腦細胞位置，並以此作為基準點。當聽見其他聲音時，即以「不同聲音」進行認識，進而逐漸得以識別、

胃腸等意識無法操控的肌肉稱為「不隨意肌」，腹式呼吸即是使用同為不隨意肌之橫膈膜的呼吸法。改採腹式呼吸時，可大幅減輕大腦的隨意肌運作思考，自然有益於冥想。

當習慣腹式呼吸後，就請長吸一口氣、長吐一口氣。吸氣、吐氣時間會隨著冥想技巧的熟練而自然增長，但起初請有「意識性」地進行，練習更安靜的腹式呼吸。

◎接著挑戰「丹田呼吸」

深呼吸固然好，但初學者的腹部無法如想像中隆起，反而造成呼吸痛苦。尚未習慣前，還請不要勉強自己。

起初由於腹部肌肉偏硬而無法隆起，為了使自己習慣，應採取以下作法：

深深吸氣後暫時停止呼吸，等待約五至十秒。之後請再嘗試吸氣，大約可再增加三十至一百毫升的吸氣量。若是再短暫停止呼吸，我想吸入量還能再增加。

以此方法，可以逐漸增加自己的吸氣量。

看似已經吸飽氣了，卻仍得以繼續吸氣的原因在於，在暫停呼吸的數秒時間裡，小腸等內臟會自行移動調整位置。宛如已經客滿的電車，行走一小段路後，乘客因左搖右晃調整位置而出現空間。這也可稱之為消化，小腸等移動順暢時，自然就能輕鬆深呼吸。

當習慣腹式呼吸後，接下來就請挑戰深度腹式呼吸，也就是所謂的丹田呼吸。

剛開始請以手按住心窩至肚臍間的腹部（肚臍以上的腹部），留意不要使這部位隆起的同時，進行腹式呼吸。也就是，只使用丹田（肚臍以下的腹部）進行呼吸。

當掌握這種使特定部位隆起至一定程度的腹肌使用法後，接著請拿開手，僅利用腹肌而非肚臍以上的腹部呼吸，這就是丹田呼吸。

呼吸練習不限於冥想時，日常生活中只要有留意呼吸狀態的時間，隨時隨地都可以進行練習，請善加把握時間。「心情變好」、「血液循環變好」等附加效用，絕對會讓你驚為天人。

2 探索冥想中的「大腦」

◎結「印」驅除睏意

所謂結「印」，如同前述是以大拇指和食指扣成環形，雙手置於膝上。手掌朝上或朝下均無妨，關鍵在於指尖輕輕貼合。

雖然這是為了避免不小心在冥想過程中睡著而開發出來的動作，但其真正意義有很長一段時間並不為人所知。雖然形式留傳下來，但「印」的真正效用並無法在相關書籍中尋獲，自然也沒有人向我說明過。因此，結印之目的是為了冥想時「避免睏意」，乃是我個人做出的解釋。

當人感到睏意時，大腦對人體發出的指令將減少，結印的指尖肌肉接收的指令也逐漸失效。此時指尖肌肉開始鬆弛，指尖圍成的圓圈會自然鬆脫。食指與大拇指指尖的皮膚因而分離，分離時，皮膚的細微感覺將會作為訊號傳送至大腦。

同時，人體與神經訊號間的傳遞並未完全中斷，當指尖分離時，仍會有「啊」的察覺感受。換言之，指尖分離時會產生知覺。

感到睏意而解除結印，人會因而接收皮膚感覺的刺激訊號。

冥想時睡著就無法稱之為冥想，因此絕對不容許打瞌睡。而結印就是避免冥想時陷入睏意的動作。

實在無法忍受睏意時，就請結束冥想，躺到床上、蓋好棉被休息，補充充足的睡眠吧！當睡醒恢復精神後，就再次進行冥想，如此一來，才能真正發揮冥想效用。

若是養成以冥想姿勢坐著午睡的習慣，不論經過多久時間，終究都是在午睡，想當然耳，冥想也會毫無作用，大概只有午睡的功力一流。

「那麼為了不讓自己睡著，該如何是好呢？」請試著在腦中想像，不小心睡著，結果因道路凹凸不平而跌倒的情形。換言之，是讓大腦感到在冥想中睡著會造成危險，進而預防自己睡著。看似是個好方法，但大腦必須時時牢記這個「危險」的狀態，使人停留在「無法思考任何事」而裹足不前。雖然確實是不讓自己睡著的方法，但卻與進入深層冥想的方向大相逕庭，自然無法提升冥想效率。

此外，假設睡著時請前輩或他人拍自己的肩、叫醒自己後，再設法重新進入冥想。這種以他人拍肩叫醒自己的訓練方式，其實並非避免自己睡著的訓練，因此並無益於冥想。

雖然讓人不自覺產生睏意的幽靜昏暗環境、舒適空調，以及安心自在的狀態，有助於冥想，不過如同前述已多次強調，絕不可睡著。睡著就不是冥想了。

◎曼陀羅是消除雜念的救難船

唱誦曼陀羅之目的是「促進雜念整理」。

為了發揮冥想的效用，就必須清除大腦中的思緒，起初大腦中勢必充滿五花八門的顧慮、擔心、期待、想法等（＝總歸這些思考對象，即稱為「雜念」）。而唱誦曼陀羅，就是用來整理腦內混沌雜念的方法。

為什麼唱誦曼陀羅有助於整理雜念呢？請見以下說明。

由於曼陀羅是單純的聲音不斷反覆，唱誦曼陀羅後，大腦很快就會感到厭倦。

雖然一開始大腦會感到新鮮，但由於很快便會記下曼陀羅的內容，記下後就成了不具意義、單純聲音的不斷反覆。任何人的大腦，只要習慣後就會感到厭倦。

此時仍勉強自己唱誦曼陀羅，反而會讓大腦冒出「與其花時間唱誦這無聊的曼陀羅，不如想些更重要的事情；想想剛才那通電話是什麼意思可能還比較好」等想法，因此產生曼陀羅以外的「思考對象（其他雜念）」。

冥想的第一階段，就是要針對腦中出現的思考對象（雜念），以「現在正在冥想中，這些之後再來想」而停止思考。順利時，就能回到曼陀羅的唱誦工作。

不過，儘管回到曼陀羅的唱誦工作，唱誦一段時間後，大腦仍免不了感到無趣，又開始想著「比起曼陀羅，先前那個已經付錢的商品都還沒收到該怎麼辦，這件事重要多了。先想想這個問題好了，是不是該主動聯絡對方呢？」等其他對大腦而言的重要之事（下個雜念）。當察覺這個情況時，就請立刻拋下雜念回到曼陀羅。

持續唱誦曼陀羅後，腦中勢必又會出現「沒考上該怎麼辦，要再試一次嗎？」等令人在意的其他事件（雜念），此時也是一樣先置之不理，專心於曼陀羅。

接下來雜念仍會接踵而來。公司、工作、家庭、健康、經濟、疑問、擔心，可以想到的所有事物（雜念）一一在腦中浮現。請暫且放下這些雜念，集中精神於曼陀羅。冥想的第一階段，就是這種情形不斷周而復始。

在冥想過程中曾被擱置的「事件」，普遍來說不會再度出現。照此方式一一予以擱置，事件（雜念）自然逐漸減少，最後腦中終於不再出現任何思考事物。

◎總而言之，就是專心於曼陀羅

唱誦極其無趣的曼陀羅，使得大腦接連浮現其他更為重要的事件（雜念），藉此提升雜念的整理效率。

不妨試試看閉上雙眼卻不唱誦曼陀羅，並對浮現的雜念進行整理。即使引頸期盼「雜念怎麼不快點出現啊」，腦中也是毫無雜念。其實是由於大腦所有心思都集中於「雜念怎麼不快點出現啊」的思考上，因此才不會有其他雜念現身。

換言之，為了提升冥想效率，以不唱誦曼陀羅的方式進行冥想，絕對不比唱誦曼陀羅進行冥想來得好。而且唱誦的曼陀羅應盡量「單調無趣」，效果會更好。儘管聚精會神於曼陀羅，但很快就感到無聊呆板而分散注意力，「雜念」即在此時趁虛而入。將浮現的雜念依序整理，使雜念的庫存「淨空」。因此，要整理雜念使大腦潔淨，唱誦曼陀羅是一種相當高效率的方式。

雖然以指導的立場來說，應是「請將意識集中於曼陀羅」，但要持續聚精會神於本身就讓人難以專心一致的曼陀羅，無疑是件困難的事。

明明曉得難度卻仍說「請將意識集中於曼陀羅」，是由於初學者時常被浮現的「雜念」纏身。

「啊，我想到了件好事。現在剛好閉上雙眼，是進行思考的大好機會。不如就利用這時想一下吧！嗯，那個的話應該要……然後……對了，說不定那樣會比較好，之後再……」諸如此類的想法，雜念在轉眼間逐漸擴大延伸。

像這樣被腦中浮現的一個事件（雜念）牽制，並讓該事件（雜念）擴大延伸時，就稱不上是冥想了。經思考而萌生多樣想法並非整理雜念，說穿了不過就是單純閉上雙眼，在大腦這張桌子上，將資料堆積成山罷了。

◎整理雜念是進入下個階段的第一步

整理「雜念」可說是初步的重要工作，請將腦中浮現的雜念全數擱置。所謂「擱置」即是將進行思考、檢討的動作暫且「保留」，或者也可說是「延後」。

雖然應該不要去想，但大腦並不會接受「不要思考」、「忘記這些吧」的提案。因此，並非真的不進行思考，而是提出「先暫且保留」、「延後再處理」來改變順序。如此一來，儘管不情願，大腦仍會接受。

總而言之，這麼做可使大腦將放在思考對象上的心思，轉回唱誦曼陀羅上。

對大腦來說，唱誦曼陀羅的優先程度相當低，因此就必須將優先於曼陀羅的其他事件一一找出，使大腦產生意識。接著將這些事件以擱置進行整理，這是相當高效率的思緒整理法。這麼做可以使得充滿雜念的腦中，瞬間整理完畢，恢復整潔狀態。

提出如此高效率方法的古印度人，讓人敬佩不已，甚至想頒發諾貝爾獎給發明者。我認為幾乎沒有其他方式能出其右了。

◎適合冥想的姿勢

為了集中精神於冥想，坐下的姿勢最適合不過。想要提升冥想效用，除了要設法減少外在聲音與刺激，也應避免自身產生刺激與資訊，如此才能讓腦中整理作業等順利進行。

為此就必須減少身體的動作，但身體活動最少的躺臥姿勢，其實容易使人睡著。

「冥想」不等同於「睡眠」。或許有人會認為只要不睡著，躺著冥想也無妨。但一般來說，由於每晚的習慣會使大腦認定躺臥就是睡覺時間，儘管想著「不對、不對，現在不是要睡覺，是要冥想」，最後的結果往往事與願違。

此外，坐姿可使背脊維持筆直、減少背脊上神經的負擔，就這個觀點來說，坐姿可說是最適合冥想的姿勢。

不是「站立」也非「躺臥」，「坐下」才是冥想的首選姿勢。

◎冥想時的大腦情況是？

關於冥想方式的說明，雖然看似相當簡單。然而，冥想最重要的關鍵，其實在於腦中情形。

剛開始從事冥想時，訣竅在於觀察自己腦中思考的模樣，這稱為「觀照」。雖然是相當簡單的第一步，但也是重要無比的第一步。

若能確實達成此步驟，就可毫無疑問地順利進行冥想。

人類的「思考」受五花八門的「欲望」所操控，以下將驅使欲望的「思考」，以「牛（欲望的牛）」為例，進行清楚易懂的說明。將自己左思右想的「思考（頭腦）」比喻為「牛（欲望的牛）」，並依序分為以下的十階段。

1 有頭順從主人、快樂的牛。

（主人＝自己、牛＝思考的「頭腦」）

←

2 牛開始認識事物。

（「頭腦」經學習而程式化）

←

3 牛開始自行行動。

（「頭腦」依循程式獨自行動）

←

4牛不再需要主人。

（無關乎自己的本意，「頭腦」開始自主思考）

←

5覺得無法掌控自己的人生，成為不幸的源頭。

（出現違反自己本意的思考與行動）

←

6牛為了回到主人身邊而費了番工夫。

（使「頭腦」遵從自己本意的工作）

←

7注意牛不再出現恣意妄為的舉動。

（觀察「頭腦」的擅自行動〈觀照〉）

←

8將不需要的程式捨棄。

（可依當下自己的本意判斷〈再解釋〉）

←

9 恢復為本來快樂的牛。

（回到順從自己、原本的「頭腦」）

←

10 牛和自己都感受宛如置身天堂般。

（自己與「頭腦」都感受同等幸福）

換言之，「牛」＝「頭腦（思考）」，並非原有的自己，但自己卻在不知不覺間遭到同化。

冥想即是站在客觀立場觀察（觀照）這頭「牛」（＝不是真正自己的「頭腦（思考）」），並可以進一步幫助人重拾自我的絕佳行動。

◎冥想祕訣在於良好「觀照」

雖然不曉得自己想法的人少之又少，但卻鮮少有人知道自己接下來會想些什麼，因為思考總是在腦中擅自行動。

舉例來說，當「在電視上看到中彩券的人，感到羨慕」，羨慕的想法是大腦無意識間產生。屬於自動反應。

「聽到他人瞧不起自己的話，覺得滿腔怒火」時，生氣憤怒的感受也是大腦無意識行為。屬於自動反應。

「被他人稱讚，內心很開心」時，覺得開心也是大腦無意識行為。屬於自動反應。

「成績不好，不多加點油會感到痛苦」時，必須更努力的想法也是大腦無意識間產生。屬於自動反應。

觀照上述這種自動產生思考的模樣，即是冥想的開始。

探究是符合道德與社會風俗的「良善思考」，抑或是「惡意思考」，並非真正的目的所在。

不論什麼樣的思考，冥想時讓思考在腦中擅自活動即是「不好」。換言之，「產生自動反應」的行為是「不好」；曉得思考在腦中活動，進而觀察其狀態才是「良好」。「不管思考好事或是壞事」，僅是單純經由自己擁有的程式進行好壞的判斷，而判斷結果會隨時代背景、場所、生長環境等而異，並不具任何意義。

不對自動反應置之不理，這才是觀照的要點所在。總歸來說，腦中的「想法」不論好壞，只要「成為自動反應」即是「不好」。

此外，想著「自己在思考中」的「自己」，會依循腦內程式思考。當程式為「A」時，就如同「A」般思考，程式為「B」時，就如同「B」般思考，這並非「自己」。因此，對「A」或「B」產生自動反應的，其實是虛偽的自己。若能停止這種行為，才能重拾原始的自我。

然而，雖說要觀照思考，但由於是腦中的活動而無法具體呈現，其實可能令人感到難以理解。以下便針對思考究竟為何物，以及大腦的運作方式，進一步詳細解說。

◎「大腦」呈現的事物

「看得見」是什麼狀態呢？

舉例來說，有隻迷彩花紋的鳥停在叢林樹梢上，當你不曉得時，就難以看見。「有看到那裡有隻鳥停在樹枝上嗎？」「咦？在哪？」「眼睛往那裡，然後往左看，有看到嗎？」「啊，真的，完全沒發現。」先前完全未曾察覺的鳥，身影突然映入眼簾。

然而仔細想想，先前與現在的光線並無任何改變，不過是視覺的意識方式產生變化，因此才會注意到鳥的身影。

再舉個例子吧！

有幅3D畫作，當你一直緊盯著這幅畫時，突然就會看見立體的影像，當察覺時便感到「哇，真漂亮耶！」事實上，畫作本身不曾有任何改變。

此外，看見水管時，誤以為是蛇，就會使人驚慌失色；反之明明是條「蛇」卻認為是「水管」，怎麼看，眼中就只有水管。儘管睜大雙眼，但大腦實際看見的事物，並非現實存在的事物，而是經由大腦處理的情報資訊獲得之影像。

舉例來說，若眼球是攝影機，大腦看見的影像，就好比以鏡頭拍到的影像為基礎的監視器畫面。同時，大腦會認為畫面中出現的事物，來自於「自己親眼所見」。

大腦在腦中看見的事物，是從「眼球、視網膜」等捕捉物理性「光線」的器官，轉換而來的神經傳導資訊，放入「重製軟體」般的「轉換機」，進而重新構成大腦認識的「影像」後，在腦中「播放」。在大腦產生認識前，其實事物都只是單純的色彩光暈，無法看見任何形貌。

當「轉換機」沒有在腦中螢幕「播放」任何畫面時，即使在物理光學的角度上，眼球捕捉了外來光線，但自己仍是看不見任何事物。反之，即使在物理光學的角度上沒有任何光，但「轉換機」卻在腦中進行「播放」，仍會讓人宛如看見了「夢想」、「白日夢」般的畫面。

這種情形不僅止於眼睛，耳、鼻、舌、皮膚到半規管，幾乎所有感覺器官都沒有例外。所有的外來資訊透過神經傳導轉換，傳遞到大腦後，會經由腦中「重製軟體」而重新認識轉換後的資訊。

◎大腦說出的話並非自己的想法

大腦使用語言進行思考。

大腦說的話，即是思考時使用的文句。但那畢竟是大腦的想法而不是自身的想法，腦中也會萌生相關的詞彙作為選項，換言之，也就是話語的羅列。於是大腦會就過去的學習經驗等綜合思考，進而從中選擇合適的用詞。然而，那終究只是大腦經腦內作業創造出的文句，而非自己的想法。

像這樣，大腦經聯想產出語句、文句的速度，其實相當快速而大量。就如同聯想遊戲般，說出的話不過是腦中聯想得到的眾多語句之一。

例如，大腦可能聯想出十句話，但其中九句因不合理而立即放棄，故得到最後的一句話。由於聯想的速度相當快，得到的語句也快速增加。

換言之，看似自己思考而得的文章，其實是大腦這個機械將相關記憶的資料，以宛如撲克牌洗牌般超高速進行瀏覽，並從中組織適當的語句而構成文章。可能有這種組合，也可能有那種組合。雖然彷彿是自己的想法，但其實也可說是單純排列組合結果的呈現。

◎大腦思考的事物絕非「自己」

由於大腦擅自活動的關係，因此得以思考許多事物。這種情形雖然不能以「不好」一言以蔽之，然而當忘記這個前提時，就會覺得大腦擅自產生的諸多語句，彷彿都是自己思考的結果。

因此，請記得一項最低限度的事實——由大腦這個機械創造的語句，並不等同於自己。

大腦的這些活動，乍看之下熱衷於思考，但在不知不覺間，也會使自己被大腦同化，認為大腦思考的結果即是自己的思考，不過只要思考方向與相關因素改變時，結果也可能五花八門。在此要再次強調，那絕對不是自己的想法。當察覺這點事實時，也就不難理解放任大腦恣意妄為並不是件好事。

該如何避免大腦為所欲為呢？事實上也有具體方法，冥想即是在實踐此方法。

當冥想技巧純熟、確實發揮效用時，自然就能抑止大腦無所限制的自由活動，讓大腦這頭豪放不羈的牛，可以受到束縛。

此外，想要掌握冥想的訣竅，就必須時時觀察（觀照）大腦擅自活動的模樣，藉此體會自己（＝真實自我）的存在。

對於真實自我僅進行觀照，並不加以「思考」；「思考」的任務全數交給「大腦」。「真實自我」想要思考時，就請使用「大腦」，它就宛如肩負思考、判斷工作與機能的機械般。「大腦」並非「真實自我」。

3 不眠不休的「大腦」

◎大腦一天的工作

接下來將說明大腦一天運作的流程，可作為了解冥想過程的參考。當開始嘗試冥想、對大腦運作方式感興趣時閱讀本篇內容，或許會更加覺得有趣不已。

①起床　準備工作

首先，每天早上醒來睜開眼睛時，大腦會先進行「自己是誰」、「現在是什麼時候」、「現在身在何處」的準備工作。

舉例來說，在旅途留宿的飯店裡醒來，不熟悉的天花板映入眼簾時，人會停頓一下後，才想起「啊，對了，我正在外旅遊」，這種經驗想必不少人都曾體會過。雖然想到「啊，對了」的時間，不過僅是短暫剎那，但那段期間裡，大腦也開始準備「自己・時間・何處（Who, When, Where）」的資訊，作為今天一天使用大腦的準備工作。

②審視整體

接著，大腦會立即將目前懸而未定的事情在桌上展開。當有憂慮的事情時，也可能馬上就開始擔心；尚未塵埃落定的事情（What），都在腦中一一浮現；原本暫時放到架上擱置的事情，也會再被取出。同時，大腦也會確認與身體的連結狀態。當有部位感到活動不順遂時，就會以伸展、甩動來調整並確認狀況。

③日常活動

一日活動的準備工作妥當、身心機能正常運作時，大腦就會開始每天的例行性作業。

包括接獲資訊時，會回想起相關記憶與學習、決定該做出何種應對，並將其結果作為知識再次累積（準備）的一連串行動。

這可說是「如何（How）」的過程。

由資訊傳遞的角度來說，資訊從外向內傳遞，並綜合個人記憶與學習經驗，進行判斷與行動，同時作為學習結果持續保存。

若以更細微的運作方式來審視，可以發現其過程是依「欲望四要素」——Get, Hold, Compare, More進行，也就是「想要得到」、「想要維持」、「想要比較」、「想要更多」。大腦擔負著朝「自己應優先守護」的「欲望方向」進行之任務。

順道一提，相對方向則為「愛的四要素」。普遍來說，朝「愛的方向」前進之任務並不隸屬於大腦，不過理想上，則會因「愛的四要素」而萌生行動（參考第四章第五節「智慧的完成」）。

④睡眠中的記憶收納

大腦在一天裡經手大量資訊，為了提升工作效率而有暫存記憶區。請將腦內視為一張工作桌，大腦就宛如在桌上以計算紙、便條紙等處理工作。當一天結束時，桌上堆滿了計算紙、便條紙、照片、影印文件等，這些稱為桌上資料。大量的桌上資料讓工作難以進行，因此大腦會利用睡眠時間進行整理。

「整理」工作依序說明如下：

(1)【資料整理】將桌上的資料個別整理；

(2)【資料分類】資料分類為可歸檔及未處理兩種；

(3)【資料加上索引】可歸檔的資料加上索引；

(4)【資料歸檔】將加上索引的資料，排列於準備收納的架上；

(5)【資料收納】將資料由架上收納於適當位置。

其中(5)【資料收納】是指將資料由「桌上」移往「記憶倉庫」，換言之，是由「暫存記憶區」轉送至「永久記憶區」。「歸檔」則是由「桌上」前往「記憶倉庫」的途中，「分類後排列於移送用的架上」。

另外，(6)【產生程式】亦為此過程的一環。學習的事物會成為程式，以方便隨時應用。

大腦在一天中處理的資料，會利用晚上睡眠時間，由暫存記憶區移動至永久記憶區。

此時，為了方便在日後快速回想起，記憶收納時需經分類整理，並加注多重索引。

分類整理與加注索引的工作會在睡眠時間進行，並與「肩負思考責任的大腦」息息相關。大腦在進行這項工作時的活躍度，與白天清醒時不相上下，這即是「快速眼動睡眠」。

「冥想的實踐」（實踐冥想的工作），其實就是整理「桌面」。資料整理、分類、加上索引、歸檔，與睡眠期間大腦的工作並無太大差異。

不過，(5)【資料收納】是身體生理上自動進行的工作，大腦並不會多加思考。關於(6)【產生程式】將在接下來說明。

◎年幼時的腦內程式仍可變更

初到世上的嬰兒毫無經驗，也意味著不曾獲得任何程式。不過之後會隨著成長，由經驗與學習中累積。

提到「經驗」與「學習」的關係，「經驗」屬「記憶」而無法變更。

然而，「學習」是「解釋」，可以在日後改變。

舉例來說，年幼時「聽父母的話準沒錯」的想法，產生「遵從父母指示」的行動原則，可說是自行學習而產生「程式」。於是，如果小學時都是個聽話的好孩子，到了國、高中進入反抗期，產生「無時無刻都要聽父母的話讓人受不了」的想法，就會開始「反抗父母」。換言之，幼時產生「如果被父母拋棄就活不下去」等解釋，隨著成長發生變化，轉變為「一個人也能活下去」等想法，就會導致相關大腦程式也隨之改變。

本來依照幼童期為了生存之必要「程式」，而產生的「生存方針」，不再需要、不適用時，程式也會因發生變化的解釋而修改。

然而，當修改工作不順遂時，就可能使人因「不獲得認可就沒有生存意義」、「不被愛就活不下去」等想法苦惱不已，甚至也可能終其一生都受到程式的束縛。

以「幼兒角度」率先建立的程式，時常在日後帶給人負面影響，當感覺「好痛苦啊，人生一點也不有趣」時，就請針對是否還要保留這個程式抱持懷疑。當發現這種程式時，若能變更解釋或是捨棄整個程式，人生或許就能輕鬆不少。

儘管幼時緊急製作的「惡意程式」難以計數，但當察覺「對自己來說是毒藥」時，都還來得及變更，完全不必擔心。

想要高效率執行程式的修正與變更工作時，冥想無疑就是個效果絕佳的方法。

為什麼呢？因為冥想發揮良好效用時，大腦會回溯腦中產生程式的過去「記憶」，並引以為參考，想要變更解釋，自然相當簡單方便。

◎冥想中的大腦活動頻繁

「思考」與「記憶」的結構、「程式」的成立、變更方法，都會隨著冥想技巧提升而清楚明瞭，這些過程會在腦中的哪裡發生呢？對此，我也是興味盎然。

有次當我與熟識已久的朋友——自治醫科大學教授，同時也是日本使用近紅外線進行大腦研究的第一人——渡邊英壽，說起我的疑問，他回答：「我也感興趣。那麼用近紅外線儀器來測量看看吧！不用擔心，一點都不會痛。」

於是我們立即做好準備，以近紅外線儀器測量冥想期間我的大腦實際活動狀態。

此方式屬非侵入性的腦機能繪圖新技術，以近紅外線測量額葉、枕葉等大腦表面的四十四處，藉此了解寬廣的大腦在何處進行什麼樣的活動。

我頭戴與電腦連接、宛如安全帽般的裝置，不斷想著「雖然不至於會痛，但由於長時間久戴及光纖尖端的緣故，因此還是很痛。」起初受到疼痛的影響，無法像平常一樣迅速進入冥想，但嘗試一陣子、加上習慣頭戴裝置過後，也就順利不少。

經多次實驗結果，可歸納出以下結論：

①開始冥想後，有段時間額葉的活動異常頻繁；
②之後額葉的活躍度降至谷底，幾乎無任何活動；
③當回想過去記憶時，枕葉的活動明顯。

②之後額葉的活躍度降至谷底，幾乎無任何活動；

③當回想過去記憶時，枕葉的活動明顯。

根據測量數據歸納的圖表，可清楚得到上述結論，而這也符合我自己的親身感受。

①是唱誦「曼陀羅」、熱衷於「擱置作業」，屬於「實踐冥想」時期。
②是整理桌上的資料，處於寂靜無聲的「境界冥想」狀態。
③亦是「境界冥想」時期，但此時會憶起不曾想起過的小學走廊等，各種回憶瞬間湧上心頭。

由此可知，額葉是操控記憶的部位，古老回憶則儲存於枕葉。渡邊英壽教授由此獲得靈感，進一步進行實驗考證，於學會發表「視覺記憶位於枕葉」的研究報告。

我參與的實驗也稍微派上用場。

此外，雖然仍未證實，但就我的感覺而言，我認為記憶會以一天為單位不斷向後移動。總之，雖然尚未完全真相大白，但維持記憶的大腦，無疑擁有相當驚人的結構。

如同次頁圖表所示，進入境界冥想時，額葉的活動衰減，經由儀器測量可以清楚地了解。而且由外即可得知腦中情形，相當方便。

測量用的近紅外線儀器，現今仍是昂貴的大型裝置，若是將來出現便宜的簡便裝置時，即可使用於冥想的練習與指導，想必可提升冥想的效果及效率。此外，冥想更加普及，可增進個人幸福並促進世界和平。因此我對於科學技術更上層樓，抱以深厚的期待。

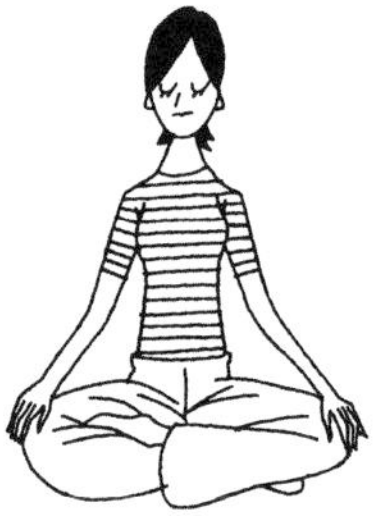

冥想中的腦波模樣

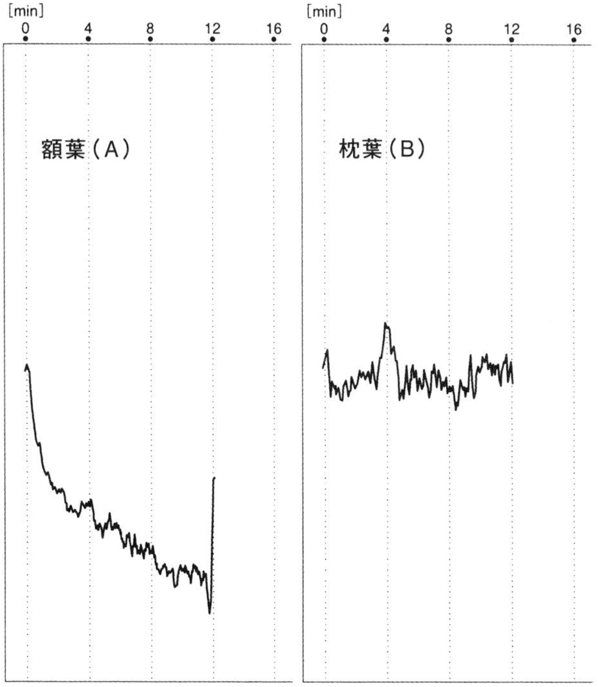

以上圖表為實驗結果。（A）是開始冥想約四分鐘後，線條突然轉向右下方，表示額葉的運作減少。一般來說，清醒時額葉的活動，也不會如同這個圖表所示般減緩。同時（B）代表枕葉開始大為活躍，此時正在進行回憶。由以上圖表可以得知，在開始冥想約六分鐘後，即進入了深層冥想的狀態。

這是根據「作者本身冥想時的實驗數據」。

資料提供：自治醫科大學渡邊英壽教授／圖表製作：河合理佳

專欄 靈異現象的謊言②

修行真的可以使人飄浮在空中嗎？

曾聽人家說，「頓悟後就能飄浮於空中，這是那時的照片。」即使內心頓悟，也不會成為無重力狀態。照片可經由合成、特殊攝影技巧或是後製假造出來。不過，不論頓悟與否，以常識來說，飄浮於空中都是不可能的事。

然而，我曾有深層冥想後、躺在草原上時，突然感受「無重力」的錯覺。那晚由於星光閃耀，我便和朋友一同仰躺在草地上觀星。滿天星斗映入眼簾，恰巧我們上頭似乎是半人馬座，不經意聊著「那顆星距離我們幾億光年呢？」等話題後，我開始進行腹式呼吸的同時，仍隱約看見星光。

不曉得過了多久的時間，我感到身體彷彿無重力般浮了起來。身體朝向夜空而去，好似隨時會摔落。好危險！我驚慌失措高喊：「哇啊啊啊！」過了一會兒才感到重力恢復，天地的異常（錯覺）也不復存在，之後就恢復為普通的滿天星空。

雖然那樣千鈞一髮的狀態僅數十秒，但我的內心卻是驚恐不已。對於那恐怖的「無重力」狀態，我一點也不想體驗第二次，不過之後也不曾再有過這種經驗。

深層冥想的狀態下，與視覺相關方面機能，全數由意識操控，而且身體宛如進入沉睡狀態般，可能掌管半規管等平衡機能也失效。由於意識集中於特定處而無法感受重力，因此才會產生「無重力」的感覺。

例如，長時間搭乘左搖右晃的船，到了陸地後，天旋地轉的感覺還會持續好一陣子，這是由於在船上時，半規管為了盡可能不使人感受晃動，而配合「波浪晃動」的節奏，但到了陸地上尚未恢復正常的關係。

由半規管獲得的資訊，會與視覺、聽覺形成相同感覺（外來資訊）。之後再經由大腦的「重製軟體」產生理解與認識。

第3章

冥想的好處說不盡

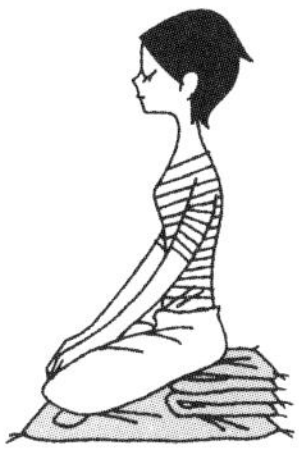

1 大腦急劇升級

◎「大腦」與「電腦」性能相似

「冥想」可以將大腦思考時使用的桌面，整理得一乾二淨。專注力、發想力、記憶力、企劃力等各式能力，都可獲得顯著提升，對此自己也能明顯感受到。

這可以說是與電腦相同。

舉例來說，當電腦桌面上擺放著大量檔案資料、安裝眾多應用程式時，就會使得電腦運作緩慢、效能低落。

不過，只要將不必要的檔案與應用程式由桌面上刪除，就能恢復電腦運作速度。這並非提升電腦原有性能，而是減輕電腦運作的負荷，進而增進處理能力。

冥想帶來的大腦機能提升，就等同於整理電腦桌面而增進性能。

◎突飛猛進的八個效果是？

前述曾說明，腦中進行思考、判斷、計算等部分，稱為「大腦」（實際上是額葉部分），「大腦」從事思考工作的暫存記憶區，相當於「腦中桌面」（桌面）。當桌上堆滿不必要的資料與應用程式時，大腦的作業也難以快速，唯有清理桌面、降低負荷，才能提升大腦的各項機能（①～⑧）。

以下將依序說明各項能力提升的理由：

①理解力；②專注力；③記憶力；④判斷力；

⑤洞察力；⑥發想力；⑦企劃力；⑧交涉力。

效果1　增進理解力

假設連續唸「灰姑娘」一詞十次，再詢問「童話故事裡，哪位主角吃了毒蘋果？」大多數人都會回答「灰姑娘」。其實正確答案是「白雪公主」，但由於大腦桌面上，「灰姑娘」的資料堆積如山，受到影響的大腦才會選擇「灰姑娘」這個答案。只是如此簡單的資訊，就足以影響我們的理解與判斷。

經由冥想使得大腦桌面潔淨時，阻礙理解力的主觀想法、預測、偏見、堅持都不復存在，自然就能迅速理解新事物或是複雜難懂的事物。

預先認定「怎麼可能會有那種事」、「一定是那樣錯不了」等想法的大腦，不論接受多麼周到的說明，也會因既有觀念的阻礙而無法理解。然而，清除先入為主的想法、頑固、不必要資訊等之後，事物自然變得清楚明白。

只要進行冥想，任何人都能達成。

效果2 增進專注力

「專注」與實踐冥想時相同，要將個人思緒由擅自四處活動的思考拉回，專心集中精神。因此，練習冥想自然而然就會鍛鍊專注力。

舉例來說，閉上雙眼唱誦曼陀羅、開始冥想時，雖然察覺外頭有車聲等噪音，但由於意識集中於唱誦曼陀羅上，使人漸漸聽不見其他聲音。

這可說是聽覺的阻斷（此外，使用此方式，也可阻擋生活中的雜音，特別是談話聲與電視聲等。請參考第五章，Q2〈環境嘈雜時可以使用冥想CD嗎？〉）。

同時，儘管冥想時心中浮現憂慮、疑問，但因心思集中於曼陀羅，而得以將意識由擔心的事情上轉移。這個將意識轉移的行為，也與提升專注力息息相關。

當冥想技巧純熟時，將所有精神能量集中於一個感覺器官上，也不無可能。此時，該感覺器官就會發揮普通情況下的數倍性能。

效果3 增進記憶力

雖然記得，但無法適時想起，就難以稱之為記憶，而冥想可增強「回想力」，只要是記得的事物，都可以使人在適當時機回想起來。

剛開始從事冥想的人，起初都會對此效果驚為天人，特別是徘徊在腦中的未完成、未定事項，開始進行冥想後，總是會讓人在恰到好處的時候想起。

舉例來說，經過便利商店前想起「啊，突然想起來我要買餐包」，經過郵局前驚覺「對了，我要買郵票」，在文具店前想到「自動鉛筆的筆芯用完了」等。

總而言之，過去總是無法適時想起的事物，例如隨意走過商店街一次，必要事項就會依序想起，讓自己備感吃驚。而且與其說是想起，比較偏向「想到」的感覺，冥想即是可以促進記憶重現。不僅止於購物方面，其效用遍及日常生活的各個面向。

此外，進行深層冥想時，過往的舊時記憶會全數接連湧現，這部分後續還會有詳細說明。

打從大腦開始有記憶的一歲左右，所有記憶都會鮮明浮現。想起三歲、四歲時的童年往事，無疑是件讓人開心不已的事情。

以當時的視線高度，在家中每個角落探險，在鄰近店家中穿梭自如。自己在點心店裡緊張萬分地拆開抽「口香糖」籤的指尖、街角理髮廳明亮的藍色磁磚等，大小回憶皆栩栩如生般歷歷在目，湧上心頭的懷念感，讓淚水不禁奪眶而出。

大腦彷彿將過去每一天的錄影帶全數妥善保管，龐雜資訊堆積在腦中的狀態也不難想像。只要體驗過一次後，想必就會對大腦出乎意料之外的記憶容量嘖嘖稱奇。

隨時都可以自由沉浸在使人情感豐沛的回憶中，這就宛如在腦中發現了個人專屬的出租錄影帶店一樣。察覺自己生命中難以計數的記憶，毫無遺漏地與自己同在時，會使人感到安穩富足。

採用我的冥想方式，而歷經宛如「過去的圖書館之呈現．閱覽」這種美妙經驗者，不計其數，年齡層遍及二十歲至八十歲、不分男女老少。聽到體驗者滿臉藏不住笑意地說著，「我想起媽媽把我抱在懷中的感觸和味道……」等，這真是件讓人喜上眉梢的事。

效果4 增進判斷力

阻礙判斷力的因素，大概非自己的「強烈欲望」莫屬。

當沒有強烈欲望時，就能維持冷靜認識事物，自然不會出現判斷力遲鈍、異常、衰弱等問題。

舉例來說，若有A（正確判斷）和B（錯誤判斷）兩個選項，當苦惱不曉得該選哪個時，假如自己心中有些許的「欲望」存在，就會受到「欲望」支配而選擇「B」。

不過，當日後察覺當時的選擇錯了時，又會萌生「啊，如果當初我沒有那樣想就好了（就會選擇A）。我覺得B不太對勁的念頭有在腦中一閃而過……」的想法。

若自己沒有「欲望」，或是清楚察覺「欲望」的存在，就會因為「B不太對勁」而不予以選擇。由反向角度來說，許多遭惡劣商人欺騙的情況，多半由於自己是個「欲望痴呆」（被欲望矇蔽）。

進行冥想可以減少個人「欲望」，或是藉此察覺自身「欲望」，進而降低判斷錯誤的情形。換言之，可以避免成為「欲望痴呆」，並作出正確判斷。此外，當自身懷抱強烈欲望時，在生活方式與人生方面，可能會碰上難以抉擇的時候，但透過冥想的效用，即可使人做出迅速的正確判斷。

完全沒有任何「欲望」下進行判斷，就等同於以「愛」進行判斷，因此，其正確性絕對不容懷疑。

（注）「想要被愛」並不是「愛」。那其實是「想要被愛的欲望」，而非「愛」，請勿混淆。無一己私欲、不求回報的愛，才是真正的愛。

效果5 增進洞察力

進行冥想後，便可迅速綜合檢討各個面向，因此有益於提升洞察力。

以下是我在銀行工作期間發生的事情，例如有電話打來時，我猜測「啊，是甲分店的A君打來。」之後係長滿臉不可置信地問我，「課長，為什麼妳會說是A君打來的電話呢？還有先前B君打來的電話，妳也猜對了。真的很不可思議，到底為什麼呢？妳有預知能力嗎？」

雖然我難為情地回答，「沒有啦，偶然？湊巧啦！」但其實電話響起的瞬間，我不禁想著，「啊，應該是那份文件送到了。甲分店的A君總是熱衷工作，可能利用午餐時間邊吃飯、邊讀起那份文件吧！這次的文件比較複雜難懂，想必他有不少問題吧！不過，他猜想午休時間我可能不在座位上，但午休結束前五分鐘，我應該已經回來了。現在時間正好差不多，所以這通電話八成是A君錯不了。」才會脫口而出，「啊，是甲分店的A君打來。」其實這個思考結果只花了我不到一秒的時間。不過這段冗長的說明，大概會使人一頭霧水，所以我還是回答「湊巧啦！」

冥想可以培養人在瞬間迅速思考眾多事件，並進行全面性綜合歸納的能力。「洞察力」在他人遇上麻煩而痛苦不已時，也能昇華為「細心」與「體貼」。

效果6 豐富發想力

「發想」是在大腦運作下產生新靈感。創造力及想像力也與發想力息息相關。

詳細觀察新靈感產生的過程，就會發現其實是要由多樣想法所構成的龐大新組合中，發掘至今不曾想過、稀奇、新奇的事物。絕非產生於一無所有之處。

想要提高發想力，就必須大量累積資訊，換言之，就是要保持自己的庫存，而且以原有素材打破原有觀念，大規模、多方面，又高彈性地重新進行排列組合，並迅速由新組合的想法中，挑選新奇、稀奇、引人矚目的事物，這也是大腦的工作。

整理，包括以下三項工作：

①大量的資料庫存；

②大規模組合；

③迅速整理、選擇。

這些大腦作業以順暢速度進行時，發想力也隨之提升。

「看見白蛇蜷曲如漩渦般時，讓我想到原子核的點子。」像這類諾貝爾獎得獎者的靈感來源，也是相同的結構。

冥想可提升發想力，是由於心的桌面寬大，大腦運作的同時也提高②「大規模組合」和③「迅速整理、選擇」的效率。

然而，①「大量的資料庫存」並不會因冥想而增加，必須從日常學習、鑽研、調查、研究等活動中，累積相關資訊。不進行任何學習者，原有的庫存少，組成的靈感因此有限。念書與學習的重要性自然不在話下，但個人專業領域以外的知識與雜學，對發想力來說，也是出乎意料之外的重要元素。萌生新發想無疑是件令人開心不已的事。

效果7 增進企劃力

進行冥想可使人對達成企劃的必要元素，進行多面向且自由快速地深入檢討。

此外，儘管碰上顯著困難或問題，也能綜合各種情況、資源與努力，去思考解決、避免和克服的對策。同時，由於多數情況下，都無法以一己之力完成，勢必要與許多相關人士、組織、團體等通力合作，使人自然行事周到、小心謹慎。

總歸來說，企劃力包括：

①多面向檢討；

②費盡心思提案；

③行事周到。

進行冥想，即可提升企劃力。

據說聖德太子（〔廄戶皇子〕編按：日本飛鳥時代的攝政、政治家、改革家。）可以一次同時聆聽並理解七個人的談話，故有豐聰耳皇子之稱，其異於常人的能力，最主要的應該就是驚人的企劃力。

聖德太子的能力可能是與生俱來，但我猜想聖德太子應該也是充分熟習冥想技巧，並且隨時利用時間進行冥想吧！

此外，我推測聖德太子生前住所「斑鳩宮」的「夢殿」，極有可能就是他個人的「冥想殿」。聖德太子可謂冥想達人，時常都在那兒進行冥想，雖然缺乏確切物證，但這般推論的確相當合理。

效果8 增進交涉力

正確的交涉力，是以對方及自我都能坦然接受交涉結果為前提。只有利己的交涉並非交涉力，而是強硬、欺瞞。在此撇開錯誤行為，僅探討正確的交涉力。

說服對方時，由於可以想見對自己有利，因此應該「誠實告知在這次交涉中，對方可以獲得的利益」，這也有助於提升交涉力。

然而，若將話題一味集中於說明對方的獲利上，反而可能會被誤以為隱瞞了自己的龐大獲利，因此也必須毫無保留地全盤托出。將自己的獲利據實以告，亦是重要關鍵。

換言之，就必須：

①明確說明自身的獲利；

②明確說明對方的獲利。

同時，為了確保範圍的正確性，也切記不可忘記以下兩點：

①明確說明自身損失；
②明確說明對方損失。

平日進行冥想時，「大腦」欲望會自動朝向隱藏自身利益及對方損失的方向運作，請務必留意這點。因此，將事情清楚明白向對方坦誠說明，也能建立自我的正確認知。

換言之，「增進交涉力」也可說是為人正直而誠實的證明。

像西鄉隆盛（日本江戶時代末期的薩摩藩武士、政治家）正直而誠實之人眾所皆知，方能在江戶城無血開城的交涉中，大獲全勝。只要正直而誠實，交涉力也會一口氣大幅提升。

2 冥想帶來身心健康

◎擁有健全心靈，身體自然健康

當心理不健康時，與其相連的身體也難以健康。然而，冥想可以讓心理健全，使得身體自然健康。

五感也隨之變得纖細敏感。起初最令人訝異的，非味覺莫屬。不論任何食物都讓人大快朵頤，就連空氣也讓人感到美味可口。

與其說「健全的精神寓於健康的身體」，我認為「擁有健全精神，健康身體自然近在咫尺」才是正確解答。

事實上，在以我的方式進行冥想後，許多人表示長年的肩膀痠痛與腰痛，都不藥而癒了。

此外，內臟疾病獲得改善或恢復，高血壓和糖尿病等慢性病痊癒者也大有人在。同時，也有長年求子心切者如願以償。更不乏憂鬱症、異位性皮膚炎、氣喘等長年宿疾治癒者。異位性皮膚炎、氣喘等疾病，我認為其實心理因素占了大部分的比重。

還可以這麼說……

就像買了台電腦，卻沒有閱讀使用手冊，而是採取自己的方式使用，往往會感到不順手，同時無法發揮電腦應有的機能與性能。此外，進行無意義的操作，也可能妨礙電腦保持迅速的處理速度。

人們雖然在學校中學習數學、理化、社會等，但卻未曾接受過自己大腦使用方式及構造的課程。因此，這些只能隨個人興致、採用個人的方式。

對不需感到痛苦之事痛苦、對不應煩惱之事煩惱、對理應忘卻之事牢記在心，出現這些反向行為時，即是未充分發揮大腦原有性能的狀態。同時，若未能善加維護，情況只會每況愈下。

買了電腦後，學習正確的操作與維護方式，不單純是為了發揮電腦性能，對個人而言，也是受益甚多。

因為是自己的大腦，曉得大腦的正確使用與維護方式，對大腦和自己都是有益無害。

透過冥想不僅可以學習大腦的正確使用方式，同時亦是在實踐效率良好的維護方式。

冥想使人心情愉悅、幸福感增加、感到開心等，以下將說明冥想對身心帶來的效用。

冥想的益處無庸置疑，幸福、喜悅、煩惱、壓力等心情，究竟是怎麼一回事，也都會透過邏輯解釋讓人清楚明瞭。此外，將這些知識應用於日常生活中，以確認、調整自己的內心狀態，也是相當有效。

冥想的效用難以計數，在此僅就以下九項進行說明：

①煩惱減少；②抗壓力增強；③變得溫柔；④感到快樂；⑤變為時常大笑的開朗個性；⑥不再鑽牛角尖；⑦不再焦躁不安；⑧身體健康；⑨夜晚熟睡好眠。

效果1 煩惱減少

當大腦感到應接不暇時，就會產生煩惱。小事只要簡單處理就能解決，但不能處理的事情逐漸累積，儘管只是微不足道的小事，仍會使腦中變得狹窄。任何大小事情都無法進行整理，造成大腦時時處於「想法懸掛的思考」。

當有新事件時，就只能將相關便條紙和檔案繼續向上堆積。

若是大腦的桌面本來就一塵不染，自然可以瞬間整理乾淨，但當桌上堆積如山時，煩惱只會不斷增加。

經由冥想將桌面整理乾淨，還給大腦思考空間時，接到新事件也能樂於著手處理，而且還能在多方思考下發揮創意與努力，讓人樂在其中。

雖然人類的能力並不會有太顯著的差異，但「桌面」總是雜亂無章的人，與「桌面」時時保持整齊潔淨的人，兩者可以使用的空間是截然不同的。此外，儘管是同一人，但桌面乾淨與否的兩種情況下，使用空間也可能產生十倍，甚至百倍的差異。

進行冥想可使「桌面」常保整齊潔淨，讓人從容不迫。內心感到行有餘力時，儘管針對相同事件，原本覺得「真煩惱啊～」或「好痛苦喔～」，也會轉變為「值得挑戰看看」與「好有趣」的感覺。那是因為內心已經變得積極向前、充滿元氣了。只需進行冥想，煩惱自然就會驟減。

效果2　抗壓力增強

增強抗壓力有兩個方法，就是提高面對壓力的「耐久性」與「免疫力」。冥想，就可以同時提升這兩項。

耐久性是指當大腦桌面仍有空間時，能繼續接收新資料，可說是「資料承載能力」高。

關於免疫力的說明如下。「壓力」是面對外來事物，感到「討厭、不喜歡、想避免」時產生。

例如螞蟻、毛蟲，也可能是氣味、聲音、振動、圖案等；或是討人厭的部長、通勤尖峰時間、考試等；壓力是面臨這些事物時，想保護自我的「緊張」。

討厭毛蟲的人靠近毛蟲時，感到緊張是理所當然之事，但感到緊張的時間點與安心程度明顯不同。在前方五公尺處發現垂掛的毛蟲而大叫「啊！」與若無其事說著，「啊，那裡吊著一隻毛蟲。」時，所消耗的熱量就完全不同。有些人則是毛蟲出現在指尖前十公分，仍能冷靜說著「有毛蟲耶。」

只要自己感到內心寬裕時，就不會形成壓力。上述雖然以毛蟲為例，但面對任何壓力都是同理可證。

內心感到行有餘力，即使面對迫在眉睫的緊急情況時，仍擁有「自信」

可迅速做出因應對策，當自己具備「資料處理能力」時，自然就會產生這個想法。

只要進行冥想，任何人都能增進「資料處理能力」，因而提升「壓力免疫力」。

坂本龍馬為劍術達人，有次他在路上與政敵派來的刺客們擦肩而過，那時龍馬一臉若無其事，逗弄著懷中抱著的貓。

刺客們察覺「咦，剛走過去的那人，不就是龍馬嗎？」才急忙回頭追趕，那時龍馬早已如一陣風般，與貓一同消失得無影無蹤了。

只要心有餘力，就足以成為達人。

效果 3　變得溫柔

「溫柔」可說是「體貼」，是內心「為他人著想」的開始。

「可以想見對方的狀況」、「理解」、「認可」、「體諒」、「站在他人的立場著想」，當能夠做到這些時，自然而然就會「變得溫柔」、「疼愛他人」、「伸出援手」。可以確實體貼他人者，實為溫柔之人。

反之，要求只為自己著想者展現溫柔，是不可能之事。

換言之，待人溫柔者是因心有餘力，試圖將對方的心與自己的心視為幾乎同等之想法，在心的桌面上檢視。

比起同情、同感更為深入的，是假設自己可以代替對方的想法。因此內心有更寬闊的空間，就成了不可欠缺的條件，而只要進行冥想即可輕鬆達成。透過冥想，輕而易舉就能成為溫柔的人。

使用「成為」這詞，意義上似乎有些微不同；「只會變為溫柔的人」這個說法，或許更為恰當。

效果4 感到快樂

進行冥想讓人每天自然而然變得快樂，這並非針對特定目的，也不是想獲得任何事物，只是單純要減少馬上就忘記「快樂」的情況。

快樂本存在於每個人心中，人人都擁有快樂的根源。追根究柢來說，誕生在地球上生活，就是件值得快樂的事。因此，實現某些目標或是有所收穫時，讓人感到快樂。若是這些快樂都不曾消失，快樂就會逐漸累積，使人每天都處於快樂的狀態。

冥想就是可以使這種快樂的情感擴張膨脹，雖然問起感到快樂的原因，也只能得到「嗯，不知為何，總之就是覺得快樂」這類說不出所以然的答案。

上述回答或許讓人難以理解，此外也有可能以「嗯，我想想，總之就是覺得快樂，到底是為什麼呢？是因為生活在這個世上，還是因為與你一起活在這個地球上吧！」等曖昧不明的理由說明。實際上，是「不快樂」因子逐漸減少，讓人自然變得「快樂」。

此外，最高等級的「快樂心情」，也與最高等級的「感謝心情」有所連繫。

效果5 變為時常大笑的開朗個性

開始進行冥想後，任何人時時都能毫無憂鬱地展現笑容，這是由於新思考回路容易開通的緣故。

雖然可以文字進行諸多說明，但這其實是相當簡單的體驗。請各位務必試著進行冥想，笑容絕對會是現今的兩倍至三倍之多。每天都是笑容滿載的生活。

對於開心的事和有趣的事，不自覺大笑自然不在話下，自己的「失敗」或可笑的「無意識行動」等，也會讓人忍不住會心一笑。

舉例來說，在往車站的路上，突然察覺有物品遺忘在家中，於是想著，「啊，糟了，回去拿吧！」而朝自家方向折回；走了幾步後，卻覺得「等一下，沒有時間回去拿了」又調頭。就在「嗯，還是回去拿」與「不對，來不及」的掙扎間，無意識地在回家和去車站間反覆轉身。

這時的狀況若拿到冥想的大腦桌面上時，必定是自己都忍不住「哈哈哈」地大笑。大腦與雙腳間天衣無縫的反射性動作，讓人為「大腦與雙腳都反應很好」而感到可笑不已。

此外，當詳加觀察自身欲望時，發現「哈哈哈，這個欲望又跑出來了」時，也讓人為大腦過度誠實的欲望捧腹大笑。

不論是多麼嚴重的事，大腦也只會將其劃分為「嚴重」而個別思考。

效果6 不再鑽牛角尖

鑽牛角尖指的是對過去後悔莫及，而產生「如果當初那麼做就好了」，或「如果沒那樣做的話該多好」的想法，同時內心無時無刻都執著在這件事上。

後悔是種勉強思考「想要設法改變無法改變的過去」之內心狀態，一心一意都只想著這件事。當執著於同一事物上時，自然就無法轉換心境。

冥想是種不受任何思考「追趕」的練習，儘管出現了「原地打轉」的思考，也能夠迅速抽身離開。

然而，由於後悔的原地打轉構造極為完整堅實，若冥想還未達高階程度，很容易因此受困。為了使自己在冥想時，得以順利「脫身」，不妨在日常生活中把握機會練習。

此外，也有幾項在冥想時，可短時間全身而退的簡單方法。詳細練習方式會在後續介紹，請務必實踐看看。

效果7 不再焦躁不安

「心平氣和」之反義，即是「焦躁不安」，而冥想可以自然消除焦躁不安。

舉例來說，遇到塞車，在車陣中動彈不得時，一般人都會感到焦躁難耐。然而，不論心情焦躁與否，塞車情形都不會因此改善或消除。這麼一來，其實不要產生焦躁情緒比較好，但人往往難以維持自己的情緒。

不過，進行冥想就可以自然消除不必要的焦躁感，不會因此影響個人心情。換言之，可以使人維持心平氣和的生活。

焦躁其實並非不明究理的情感，仔細觀察後，不難發現其中極微小的憤怒、恐懼、不滿、擔心等情緒。

進行冥想，即可使人理解自身的這些細微情感，當情緒產生時，迅速就能體會「這其實沒有焦躁的必要」。而察覺這點的當下，焦躁情緒也就隨之煙消雲散了。

感到焦躁的事情中，高達百分之九十九都是微不足道的小事，當這些不值得一提的事情不復存在時，每天自然都是心平氣和的生活。當然碰上緊急情況時，大腦會盡可能發揮所有能力，但並無這個必要時，就應放寬心享受輕鬆自在的時間。

此外，在這邊也藉機分享消除焦躁情緒的絕技，其實「焦躁」與呼吸息息相關。

當開始「焦躁」時，身體自然進入「緊張狀態」，呼吸也因此變淺。

自己可能難以察覺自身的焦躁情緒，但相較下，呼吸淺則是容易發現的情形。當察覺自己處於呼吸淺的狀態時，就請利用腹式呼吸進行修正。

舉例來說，當心中想著，「啊，變成急促的胸式呼吸了，難怪會覺得焦躁不安。百分之九十九的焦躁情緒都沒有必要，現在一定也是一樣。絕對不會錯，有沒有焦躁其實都一樣，那麼還是不要焦躁比較好。該怎麼停止焦躁呢？嗯，對了，先深呼吸，再進行腹式呼吸。呼——呼——焦躁就真的消除了。」

同時看見隔壁車內的駕駛正不耐煩地猛抽著菸時，甚至還會產生「抽那麼多菸有害健康耶！」這種觀察周遭的閒情逸致。自己依舊不疾不徐地進行腹式呼吸，想著「啊，天氣真好耶」，讓人心情越發感到悠閒愉快。

效果8　身體健康

冥想可以使心靈健康。內心開朗時，不必要的緊張、過度忍耐、勉強身體等，都將不復存在，自然使人身體健康。

此外，相當不可思議的是，心靈健康時，「免疫力」也隨之提升。讓人可以免於疾病的侵襲，不易感冒。我想是由於血液及淋巴等循環能力增強的關係。

總而言之，冥想有種使身體所有部位恢復人類原有能力的感覺。反之，若內心受到汙染、持續保持緊張，身體的各個部位會因此感到僵硬凝固、彎曲、緊縮。

仔細想想，身體所有部位都與來自大腦的神經相連，這也是理所當然的結果。

想要擁有健康身體，首先就應該讓內心感到自在舒適而快樂，這才是通往健康的捷徑，同時也是不二選擇。

事實上，許多人開始依我的方式進行冥想後，都由長年的身心不適中解脫。因為這樣，我不斷接獲體驗者表達喜悅與感謝的電子郵件，對此我也感到相當開心。

效果9 夜晚熟睡好眠

進行冥想可以使人夜晚熟睡。而且，冥想十五分鐘可以節省睡眠時間兩小時。

以下先來說明冥想讓人熟睡的理由。人類會利用睡眠期間將堆積在大腦桌面、前一天的活動資料進行整理收納。然而，當進行冥想時，這些整理收納作業都在冥想過程中完成，使得睡眠期間的工作量減少，讓人得以熟睡。熟睡後，醒來時就會感到神清氣爽。

順道一提，感到睏意時，多半是大腦桌面上資料堆積如山的狀態。

舉例而言，出國旅行等新奇事物環繞時，身體雖然不會感到疲累，但僅半天的時間也能十分熟睡，相信這是許多人都有過的經驗。這是由於新資料在短時間內，急速在桌上堆積的緣故。

接下來，就讓我來說明進行十五分鐘冥想，可節省睡眠時間兩小時的理由。

一般來說，人在睡眠中，每一個小時半至兩小時之間，會有十五分鐘的「快速眼動睡眠」。「快速眼動睡眠」一詞，雖然是因睡眠時眼球活動頻繁而來，但事實上指的是大腦積極投入資料整理收納的狀態。

當冥想技巧佳、效果顯著時，原本在快速眼動睡眠期進行的整理收納作業，可在冥想過程中完成。原本在睡眠期間每兩小時才能換得短短十五分鐘的珍貴時間，讓大腦進行資料整理收納，但經由冥想可輕而易舉就得到成效相當的十五分鐘。僅十五分鐘的冥想，就足以媲美兩小時左右的睡眠時間。

這般無與倫比的功效，還請親身體會看看，相信馬上就能感同身受。

你覺得如何呢？是否對冥想的功效感到驚為天人？請務必藉由實踐冥想，親自感受這不可置信的神奇功效。

專欄 靈異現象的謊言③

是否真的有瀕死經驗？

人們對於死後的世界一無所知，但歷經瀕死經驗者，將自己去過死後另一個世界的所見所聞講得煞有其事。雖然那人曾相當接近死亡，卻又不是真的死去。生命結束後就不可能再復活，不論古往今來，這都是不變的事實。

那麼所謂的「瀕死經驗」究竟體驗了什麼？人又會看見什麼呢？

西方人的瀕死經驗是去了「天國」，那兒是天使環繞的美麗國度。東方人的瀕死經驗是走趟「彼岸」，搭船划著槳渡過來世今生分界的三途川。同樣身為人類，為何死後的世界會截然不同呢？這似乎有點奇怪。

瀕死經驗指的是彷彿死亡就在眼前，未接收任何情報資訊的大腦，對於「我好像快死了，死亡究竟是什麼呢？」產生疑問，而竭盡一切努力搜尋現有記憶並絞盡腦汁思考的狀態，最後幸運地脱離死亡、重回人世。

這也就是西方人夢見「天國」、東方人夢見「彼岸」的狀態。

第4章

冥想技巧純熟的捷徑

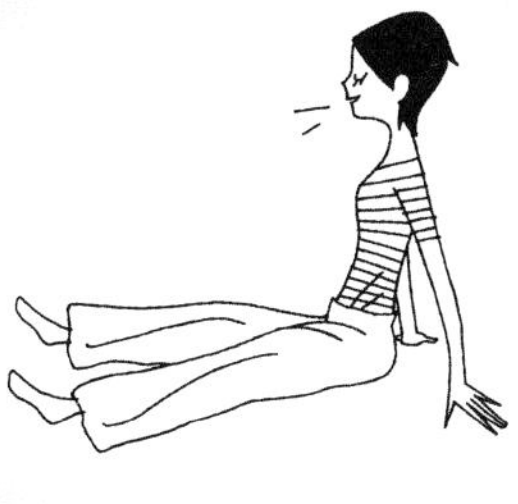

1 整頓記憶區域

◎讓大腦桌面（腦內暫存記憶區）常保潔淨

實踐冥想的主要目的在於，幫助大腦桌面（腦內暫存記憶區）常保潔淨。

如此一來，不僅有諸多益處，還能使人順利進入下個階段的「境界冥想」。

然而，若是這項整理工作效率不佳時，也會使人遲遲無法前進、停留原地打轉。經由冥想而注意力集中的時間僅短短十五分鐘，自然有必要善加運用。換言之，必須設法提升整理工作的效率。想要提升整理工作效率有以下三項關鍵：

①【從根本減少】桌面上擺放的物品越少越好；
②【不追加】整理工作期間不再增加新物品；
③【動作迅速】整理速度越快越好。

針對這三項關鍵，接下來會依序說明。

關鍵1 從根本減少

設法減少大腦桌面（腦內暫存記憶區）上堆積的物品。

雖然都是資料，但相較之下，「快樂」、「開心」無疑是整理起來輕而易舉的輕量級資料，並不會遇上太大問題。反觀「難受」、「痛苦」、「擔心」等資料則是棘手的重量級資料，在日常生活中就應避免產生這些資料。

並非以「忍耐」或「放棄」作為應對方式，而是盡量不要燃起欲望即可。舉例來說，只要將「感謝」、「愛」、「歡笑」、「肯定」設法融入日常生活中，這也是後續會提到的「愛的四要素」。

換言之，就是減少生活中產生「不滿」、「強烈欲望」、「執著」、「比較」之「欲望四要素」。如此一來，冥想時需費工整理的重量級資料也會隨之減少。此外，昨晚未整理妥當的資料，也會再次呈現在桌面上，這類資料也是越少越好。

容易滯留的「難纏思考」之應對方式，後續會加以介紹。

關鍵2　不追加

整理期間不應再增加任何新物品。

沒有人會在整理作業期間，將歸納統整好的文件夾再翻得亂七八糟。

同理可證，儘管在冥想過程中，發現任何「思考」種子，也不應進行澆水、覆土、使其接受陽光照射而持續茁壯成長。「思考」種子雖然有諸多不同的種類，不過都請維持種子的形式歸類整理。實際在作業時，提醒自己「現在正在冥想中，等冥想結束後再來思考吧」，將其先行擱置。

冥想過程中，也可能產生新想法或好點子。然而，請勿讓這些思考持續發展、壯大聲勢。總而言之，就請以「之後再思考」作為處理方式。

請不必擔心，真正的好點子或靈感，待冥想結束後的某個時刻，一定還會再次憶起。不論任何想法，一律都是以「之後再思考」，先將該想法擱置再行處理。

關鍵3 動作迅速

請設法加快整理速度。

冥想過程浮現任何想法（雜念）時，應盡速察覺並回到曼陀羅上。

舉例來說，一旦出現「需要回信才行」的「思考」種子，當尚未熟悉冥想技巧時，就會在「要回信才行，不過，該怎麼寫才好呢？也不能太失禮……這個那個、這個那個……啊，思考分了心。回到曼陀羅吧！這之後再來想。唵・南無・娑婆訶」等想法中浪費不少時間。不過，當掌握冥想要領後，想法自然就會轉變為「要回信……啊，糟了，這之後再想。唵・南無・娑婆訶」，相較下，就能更快回到曼陀羅上。

冥想技巧較為純熟時，可能是「回信……啊」，甚至可能只出現「回？」之後就迅速回到曼陀羅上。

產生①「思考」，接著出現②「單字」，當③「聲音」構成言語時立即察覺，並以暫且置之不理應對。此外，察覺「思考」開始作業的④「感覺」時，就應迅速回到曼陀羅上。

當冥想技巧佳，不僅整理速度加快，並可在雜念膨脹發展前就妥善處理，使「思考」、「單字」、「聲音」、「感覺」每個過程都能縮小。

同時，順利進展到冥想的第二階段，即桌面已整理完畢的狀態（境界冥想）。那兒是個大腦不再有紛擾、寂靜無聲的另一個世界。

【補充】冥想的牛頓方程式

前述「冥想時整理資料的模樣」，若以方程式表示，可得出下列與「牛頓方程式*」相同形式的方程式。

$$S+mx-my<0$$

①S是開始冥想時桌上的資料量（原有庫存）；
②x是每分鐘增加的資料量（增加量）；
③y是每分鐘整理的資料量（減少量）。

冥想時間（分）以m作為代表，由於必須在約十五分鐘的有限時間內整理「桌上資料」，因此得出$m<15$。依循上述條件，當此方程式成立時，「桌上資料」也會等同於沒有，我將其稱之為「冥想的牛頓方程式」。換言

之，要減少原有的資料，不增加、迅速整理實為重要關鍵（縮小〔S〕和〔x〕、增加〔y〕）。

＊牛頓方程式：例如「在會生長一定比例牧草的牧場中放入數頭牛，牧草幾天後會被吃完呢？」等，牛頓方程式即是剖析這類增加與減少間關係的方程式，為萬有引力發現者牛頓（Isaac Newton，一六四二～一七二七）用以表現史上首見的函數（微積分）概念時使用，故後來被稱為「牛頓方程式」。

牛頓方程式與鶴龜算（相當於雞兔同籠的算術問題，只是在日本江戶時代，以吉利的鶴、龜取而代之）相同，只要下工夫利用算數即可解開，已成為近年來日本國中入學考試裡出現的難題形式之一。

2 封鎖難纏思考

◎停止難纏思考

為了增進冥想效率，就必須設法提升整理作業的速度，然而卻難免遇上一開始想，就難以喊停的「難纏思考」。

舉例來說，①後悔、②擔心、③憤怒、④嫉妒等，這些都可稱之為開始思考後，就難以擺脫的「難纏思考」。

儘管自我要求忍耐、壓抑、視而不見，想要停止談何容易。

並不是說不可以忍耐，不論如何負面的情感，只要生活於社會中，都非得暫時忍耐不可。但應該要理解光是表面上忍耐，這些負面情感也不會就此消失的事實。從根本原因出發，消除負面情感才是當務之急。

實踐冥想以整理大腦桌面為目的，但短時間內冥想要整理到什麼程度呢？舉例而言，將鏡子表面上的灰塵和髒汙全數清除，接著將鏡子擦拭得閃閃發亮，希望可以達成這般的細心作業。將大腦桌面整理得光亮無比，彷彿看不見「鏡子」般，而且還要快速完成。

然而，①後悔、②擔心、③憤怒、④嫉妒等，可說是大型垃圾（難纏思考）。儘管表面上忍耐，但內部的大腦桌面宛如有頭不受控制的悍馬般，將糞土踢得四散。

這無疑是難以進行精密仔細「清掃作業」的狀態。

如此一來，冥想也毫無進展。

不過，仍有馴服悍馬的訣竅。而且該訣竅不僅可作為提升冥想效率的方法，在日常生活中也能時常派上用場。當遇上「難纏思考」時，就請回想並活用這些訣竅。

停止難纏思考1 「後悔」

冥想時出現「後悔」的念頭，首先應視作與其他「思考」相同，以「之後再想」作為應對方式。然而，若是碰上「難纏思考」時，可就沒有那麼簡單了。

雖然想以「如果那時○○就好了。不過，等一下再想吧！」暫時擱置，但過不了多久，心中又會浮現「為什麼那時沒有○○呢？」的「思考」。儘管對此暫時予以保留，但兩次、三次過後，仍會持續不斷萌生「那時○○的話就好了」的相同「思考」。

這種狀態無法稱得上是在進行冥想的整理作業。當腦中淨是浮現同一想法時，就請自我判斷「這樣我沒辦法冥想」，並結束冥想。

之後，請拿出紙筆寫下腦中出現的「後悔」，並試著分析自己的想法為什麼會環繞在同一件事上打轉。後悔是來自於「嘗試要改變過去的錯誤，因而不斷在原地徘徊」，請試著找出帶有這般意義的語句，並修正為適當的表現。

舉例來說，發現在紙上寫下「如果那時〇〇就好了……」這即是後悔。請將此句換句話說，把「如果那時〇〇就好了……」改寫為「應該要〇〇才對」。不是以「就好了」的希望與假設語氣，而是從「應該要」的角度重新認識事實。換言之，是以「反省」取代「後悔」。

反省不是毫無意義的文句。首先，請以紙筆練習這個換句話說的方法。習慣後，當冥想過程中出現「後悔」時，也自然會聯想到此方法。

「如果〇〇就好了……啊，這樣想的話，思考會停不下來，使冥想的整理工作無法進行，所以要設法中止這個後悔。嗯，如果〇〇就好了……不應該是這樣，要想成應該要〇〇才對。應該要。真的，雖然不願承認，但事實的確如此。是我不對，該自我反省。不過，這之後再想吧。現在正在冥想，反省之後再說。」以此方式將思考予以保留。

將思考予以保留的訣竅，在於面對「後悔」等不斷盤旋腦中的未解決事件，以「反省」作為完結般進行了斷。

為什麼呢？因為「沒有○○確實是我不好」或類似語句，儘管繼續延伸，也不過就是「下次多注意」，或「那麼久的事忘了吧！」對此思考也會自動停下，可以順利完成將思考保留的工作。

當能夠做到如此，儘管日常生活裡不經意萌生「啊，○○的話該多好」的想法時，也會立即察覺「啊，這是毫無意義、讓人徘徊不前的後悔語句」，即可順利停止思考。

停止難纏思考2　「擔心」

擔心也是「難纏思考」。「如果○○的話該怎麼辦？」是常見的擔心類型。

當出現這個想法時，腦中出現「怎麼辦？」的想法，就會開始膨脹。為了提升冥想效率，確實也有必要立即停止擔心的想法，將其延後。

然而，要將擔心的事暫時拋諸腦後談何容易。大腦認定為重大問題後，就難以輕易接受「遺忘」的處理方式。換言之，就是遲遲難以忘懷、一直掛在心上。「設法忘掉」的效果不彰，那麼該如何是好呢？延後，或是保留。

具體的訣竅在於，首要消除「○○的話該怎麼辦」當中的「該怎麼辦」。改以「發生時再來想」，或是「到時候再看情況」取代。即是更改為「○○的話，發生時再來想」，或是「○○的話，到時候再看情況」。

這麼做並非將擔心忘得一乾二淨，而是變更思考的時間，大腦也會不甘願地同意。

「到時候再來想辦法」的說法，由於沒有了「怎麼辦」一詞，可以使人感到安心。在短時間內恢復冷靜後，就可以「現在正在冥想中，之後再思考」將擔心延後。

若是無法在冥想過程中順利應用此方法時，就請暫停冥想，等到設法使心中的擔心不會產生影響時，再繼續冥想。所謂不會產生影響，除了如同前述以「到時候再來想辦法」的方式之外，也可以「『靜待』明確的結果出來」、「這個『下週』再來想」應對，總之就是要消除「怎麼辦？」的想法，做出暫時結論。

當怎麼也無法憑自身力量處理妥當時，還有招必殺技，就是以「順其自然」面對。「順其自然」實際上可說是幾乎毫無意義的語句，認真的大腦卻能欣然接受「對了，就順其自然吧！這麼一來我也不必擔心了。」

當無法克制擔心時，就請回想「順其自然」這句話吧！看似平淡無奇的一句話，其實強而有力，在日常生活中用來停止不必要的擔心，就已足夠。

停止難纏思考3 「憤怒」

「憤怒」伴隨能量。當這股能量堆積在體內時，人就無法冷靜思考，因此首先應設法消除體內能量。

當身體蓄積大量能量，不妨以朝海岸全力奔跑、朝著大海大叫「渾蛋」，或是用力捶打枕頭等方式消耗能量。總而言之，請以不會對他人造成麻煩的方式消耗能量。

憤怒的能量等同於運動的能量，只需經由活動消耗即可減少。接著，請以冷靜的態度，找出持續產生能量的原因，並予以消除。

想要改變對方、教導對方，或是過於自我保護時，人就會進入「備戰狀態」。

舉例來說，因「那傢伙真不可原諒！」感到不滿而想要求對方道歉，或是想要報復對方時，人就會立即進入備戰狀態。此狀態長久持續時，就會使得能量累積。單純容忍憤怒情緒並無法消除體內能量，而是要採「不以個人觀點出發，由不同角度的寬廣視野進行理解（＝「俯瞰理解」）」。

例如，回溯並試圖理解對方的成長過程時，或許就會曉得對方那般失禮的態度，是來自於其讓人同情的成長環境。此時，「憤怒」自然消失，轉變為「憐憫」、「同情」或是「諒解」。

此外，當對方與自己意見相左時，也可能讓人略感憤怒，那多半是由大腦不願改變自己的保守想法而來，此時若能採取「不改變自己沒關係，對方也保持原狀就好」或「別人是別人，自己是自己」等高容忍度的「俯瞰理解」，怒氣自然也就會煙消雲散。

冥想中出現怒不可遏的怒氣時，就請先暫停冥想。首先練習消除怒氣。

「憤怒」是因「欲望四要素」而產生並延伸，「愛的四要素」則是消除憤怒情緒的「俯瞰理解」之關鍵。換言之，為了自己著想，應設法讓想法盡快轉變為「原諒」。如此一來，「憤怒」自然消除，這也是熟習冥想的捷徑。

再次說明，冥想中，如果思考報復、折磨對方等方法，只會讓冥想進度節節後退。「冥想中不做任何思考」才是唯一正解。

停止難纏思考4 「嫉妒」

嫉妒是相當棘手的情感。

嫉妒即是「羨慕」，這幾乎全數來自於本身的強烈欲望。自己未盡任何努力，卻「奢望」他人的長處或物質。當察覺自身的強烈欲望，感到「啊，我怎麼欲望這麼深」時，馬上就會停止嫉妒。

祕訣在於感到「真想像那個人一樣」時，請捫心自問「既然那麼羨慕他，我願意拿身體、時間、過去、家庭、工作等一切，將整個人生與他交換嗎？」面對這個問題時，人多半會覺得「嗯，好像不太好。我沒辦法像他那麼努力，而且他家似乎很累人，還是維持現狀就好……」使欲望自然消退。基本上，每個人最喜歡的仍是自己，藉此幾乎可以完全消除「羨慕」情緒。

除了「後悔」、「擔心」、「憤怒」、「嫉妒」外，每個人都有各種千奇百怪的「難纏思考」，唯有不將這些帶入冥想中，才能盡快掌握冥想要領。

冥想前請做好整理工作，或是準備好「容易整理的事件」。可能在冥想中大肆膨脹的「難纏思考」，則應從日常生活就安排適當因應對策。

3 冥想的階段

◎冥想階段

冥想大致可分為兩個階段。「努力」為必要的階段，「不努力」也是必要的階段，前者為第一階段，後者為第二階段。

第一階段 實踐冥想（努力為必要的階段）

第一階段指的是，整理大腦暫存記憶區「桌面」上的便條紙等資料。

以曼陀羅為工具（利用唱誦曼陀羅）進行整頓作業。第一階段稱為「實踐冥想」，或是「SWEEP STAGE」，在此階段進行整頓與歸檔工作。

第一階段還可以再細分為「表層冥想」與「中層冥想」。前者是指阻斷由五感傳入的情報，進行整理作業，後者則是整理大腦中原有的資料。

一般而言，會依「表層冥想」、「中層冥想」的順序發展。

當第一階段結束後，便會進入第二階段。

第二階段　境界冥想（不努力為必要的階段）

第二階段是「思考」消失，呈現一片寂靜的狀態。

停止思考、思考消失的狀態，即可稱為「境界冥想」。此時又稱為「冥想的狀態」、「涅盤」，或是「DELIGHT STAGE」。

第二階段可分為憶起古老記憶、處理長年掛心事項的「深層冥想」，以及感受快感、喜悅的「至福冥想」。這兩種冥想也可能同時發生。

「深層冥想」時，腦中通往古老記憶的門扉開啟，使人想起懷念的人、玩具、場所、家具等，再次憶起所有過往的存在事物。小時候遊玩的沙地、校園角落等種種一切，也會湧上心頭，讓人重拾每天期待不已的興奮心情。這也是冥想的一大樂趣。歷經這般體驗後，也會讓人著實獲得安定感與安心感。

「至福冥想」與其說是感情，其實說是感覺、體感更為恰當。這是腦內感受極為良好的狀態。這種狀態起初可能只是短暫剎那，但當熟習冥想技巧後，時間也能隨之延長。更進一步的話，在日常生活中搭電車等時刻，也可能體驗到至福冥想的感覺。

「境界冥想」是當冥想過程順利時，冥想開始後約三、四分鐘時間，即可進入。不過，必須以雜念完全整理妥當為前提。反過來說，只要雜念消失殆盡，就會自然進入境界冥想。無需任何特別的努力，就如同濃霧散去自然就會置身於藍天之下般。開始從事冥想後約兩、三個月，就達到境界冥想階段的人也不在少數。

4 節省時間的簡單冥想法

◎輕鬆進行的簡單冥想（「f冥想」）

在此介紹日常生活中，也能輕鬆進行的簡單冥想法——「f冥想」，是不限地點與時間、可輕鬆從事的第一階段冥想方法。

一旦坐下開始進行冥想後，務必要從第一階段開始。每次都應當如此。

雖然依情況而異，第一階段歷經的時間可能有長有短，但絕對要由第一階段進展至第二階段。坐下開始冥想時，千萬不可馬上就從第二階段開始。

冥想第二階段，以使大腦感到安心的環境為佳。然而，安靜環境並非第一階段的必要條件（如果有固然好）。儘管周圍有些喧囔嘈雜，憑藉努力仍可能完成第一階段的整理工作。

經由第一階段的冥想，可完成重要無比的「整理工作」，而且內心從中獲得的爽快感與滿足感，也會伴隨達成工作而增減。儘管在奔波忙碌的日常生活裡，也請利用短時間進行第一階段的冥想。

此外，這個整理暫存記憶區的第一階段作業，可在白天稍微提前進行，如此一來，假設在夜晚進行冥想時，可在短時間內完成第一階段，迅速進入第二階段。

儘管白天僅稍稍進行第一階段的冥想，仍有促進熟睡的效用。這是由於將資料歸檔的效果，使睡眠期間的記憶整理工作順利進行。

換言之，在白天的短時間裡，仍可進行暫存記憶區的整理作業，短暫時間就能輕鬆實踐。在區公所、銀行辦事，坐在椅子上等待的時間也能進行。

請同時進行腹式呼吸。不論五分鐘或十分鐘都可以，只有三分鐘也無妨。

想著「好，現在開始冥想吧！」具體來說，就是認同出現在桌面上的「思考」、「掛念事項」並擱置，然後迅速回到曼陀羅上。

以腹式呼吸緩緩呼吸的同時，持續唱誦曼陀羅。雙眼閉上或睜開都無妨。雙眼睜開時，眼前一片朦朧、若有似無，請盡量不要活動雙眼。

若無心唱誦曼陀羅時，也請設法不要被其他思考占據大腦，將意識集中於呼吸上也是個方法。這種放鬆自在的狀態，在日常生活中，如果能利用三分鐘時間實踐數次，即是相當良好的第一階段冥想（實踐冥想）。

此方式也是隨時隨地都可進行的冥想基礎法，稱為「基礎冥想」，亦稱為「f冥想」。

f冥想的祕訣在於「隨時停止冥想都無妨」。當有其他事物干擾，或是感到還想要再繼續一會兒，都不會因此心生不滿。大概就是「讓自己消失一段時間」、「成為無」、「什麼也不想」的感覺。

在等電車、在銀行等待辦事等短暫時間裡，立即就能展開冥想，電車來了、輪到自己的號碼時，就能自然結束的輕冥想。

儘管如此，「f冥想」仍是重要的第一階段冥想，請務必嘗試看看。當冥想技巧純熟，並進行「f冥想」使桌面時時維持整潔，只需「呼——」深呼吸一下，就能在極短時間內，由「f冥想」進入第二階段更深層的境界冥想。

◎坐在椅子上的「坐姿冥想」

此外，當坐在椅子上進行「f冥想」時，若是狀況許可，請將單腳置於椅上、放在另一隻腿下，採用近似於打坐的姿勢。將雙手結印、閉上雙眼後，幾乎就是【入座】。由於不是在坐墊上盤腿打坐，而是在椅子上進行冥想，因此稱為「坐姿冥想」。

椅子有椅背時，不妨輕輕將背靠著椅背。關鍵在於使背部維持輕鬆支撐頭部的姿勢。緩緩進行腹式呼吸。在安靜環境下進行坐姿冥想時，效果相當近似於真正的冥想。

現今在日本可以進行盤腿而坐的地方並不少，能坐在椅子上的地方更俯拾即是，所以想要進行坐姿冥想並沒有太大困難。

進行腹式呼吸，盡可能配合唱誦曼陀羅，一點一滴著手整理暫存記憶區的資料。光是如此，自然就能使日常生活靜心而寬裕。換言之，養成冥想習慣，每天自然是安穩富足。

◎即使是午休的短暫時間，也能效果顯著

在家中的時間自然不在話下，即使在勞心傷神的公司、職場中，也可利用午休等休息時間從事「f冥想」，讓自己轉變為開朗性格，使職場中的人際關係良好穩定。

此外，由於大腦活性增加，企劃力與交涉力亦隨之提升。在職場朝氣蓬勃，工作自然也能進展順利。短暫時間就能從事的「f冥想」，請務必在職場中善加活用。

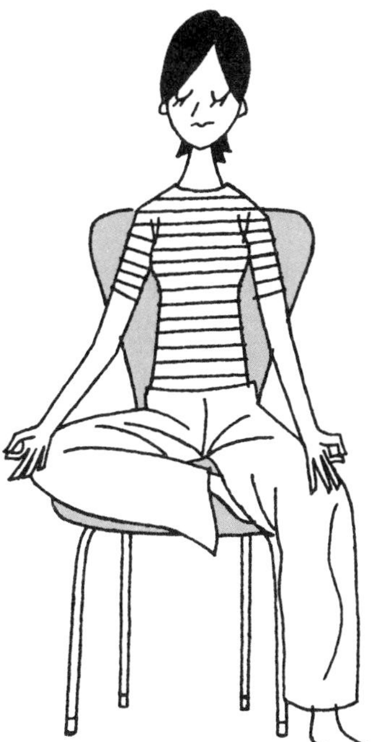

全身放鬆，不做任何思考，緩緩進行腹式呼吸。
請依環境調整姿勢與方式。

身處咖啡廳等容易受到環境雜音影響的地方時，不妨在進行「f冥想」的同時，戴上耳機聆聽冥想CD。

只要確實理解冥想基本方式之目的，其實便可自行靈活運用於各種情況中。

5 日常生活中進行的練習

◎在日常生活中觀察自己的心（欲望）

以下介紹在日常生活中進行觀照（觀察、確認大腦依欲望行動的情形）練習的方法。

人類的欲望難以計數，據釋迦牟尼所云，人似乎有著多達一百八十種煩惱。雖然我準備了與其同等程度的欲望觀照練習方法，但本書僅就其中三種最基本的方式進行介紹。

此外，為了使練習目的明確，以下將先行說明「欲望」、「思考」、

「冥想」三者的關係。

◎「欲望」、「思考」、「冥想」有著相互關係

當人產生「欲望」時，大腦為了追求滿足，便會進行「思考」。「冥想」即是要確認（觀照）大腦活動的模樣，並設法調整為良好的狀態。

首先，來談談「欲望」，包括「肉體欲望」及「精神欲望」。

「肉體欲望」是人作為動物，為維持、保全、繁衍生命而與生俱來的欲望。「精神欲望」則是出生後，因經驗和學習而額外增加的個人欲望。

「肉體欲望」共有以下六種：①食欲、②睡眠欲、③性欲、④呼吸欲、⑤排泄欲、⑥保全欲，除此之外別無其他。此外，「肉體欲望」幾乎不會因人而異。

肉體欲望的特徵在於欲望來自於身體各部位，例如膀胱感到無法承受時想要排尿，而向「大腦」發出「欲望」。宛如在「大腦」桌面上立起「要求

排尿！」的「欲望看板」。看到此看板而思考對策，即是「大腦」的工作。

一般情況下都能善加應對，然而，當現實情況無法立即滿足欲望時，就會壓抑「欲望」，要求膀胱忍耐，可說是「自我忍耐方式」。然而，對於「要求排尿！」等欲望看板，「大腦」無法遺忘、視而不見或擅自推倒。這些行為對自身生命來說事關重大，就此層面來說，「肉體欲望」可說是相當強而有力。

當該「欲望」確實獲得滿足，彷彿會有「感到舒暢無比，已經OK了」的情報（＝「滿足提示」），由膀胱傳遞到「大腦」。接收新指令的「大腦」，終於可以將「要求排尿！」的看板推倒。「大腦」因此將掛心事項（「欲望看板」）進行整理，完結一項工作。

此外，「大腦」依接獲的「滿足提示」，進行推倒「欲望看板」的工作時，也會將該「滿足提示」與當初欲望的發信來源，進行嚴密對照。對於肉體欲望來說，「滿足提示」無疑是無法取代的關鍵。

接下來是「精神欲望」，精神欲望可是多達上百種。舉例來說，「名譽欲」、「金錢欲」、「支配欲」、「知識欲」、「被他人認可欲」、「受歡迎欲」、「被愛欲」、「驕傲欲」、「威嚴欲」、「擁有同伴欲」、「被重視欲」、「不受約束欲」等不勝枚舉。此外，每個人也可能有其自身獨有的特別欲望。

精神欲望的特徵在於，發信來源是「大腦」。

「大腦」以「精神欲望」為基礎立起「欲望看板」，並朝實現的方向思考對策。儘管碰上無法立即達成的事項，「大腦」也會以「自我忍耐方式」暫時壓抑，但仍不放棄思考達成目標等的對策。

例如，「忍耐想要出去玩的心情先念書」、「忍住購買想要的東西先存錢」等。這其實是好現象，某種層面上來說，是由小孩成長為大人。

有時會碰上「精神欲望」達成後，看板無法推倒的情形。這是由於大腦忘了自己立起的「欲望看板」來自於自身的關係，因此，原則上會禁止自己發出「滿足提示」。

舉例來說，因「想要出名！」的「欲望看板」而努力不懈，因此得到

「獎賞」。「大腦」雖然瞬間感到開心，但不論等上多久的時間，都未能接獲「滿足提示」。大腦就會想著「原以為會有滿足提示，卻一直沒出現。不論是膀胱、胃等，都未發出提示。再這麼等下去大概也不會有，這樣就無法把欲望看板推倒。沒辦法，看來只能繼續加油了！」因此在欲望看板還立起的期間裡，認真的「大腦」就會再次設法尋求因應對策。

換言之，雖然獲得（get）「獎賞」，成為個人物品（hold），但與理想相較（compare）下仍屬小規模，因此大腦判定還無法把欲望看板推倒，而必須獲得更大（more）的獎賞，進而引發了想要（get）的「欲望循環」。如此一來，欲望就會無限地持續膨脹、擴張。

不論多麼受寵仍覺得不夠被愛，家財萬貫卻想要更多錢，大權在握還渴望更多權力，這些欲望可稱為「問題化欲望」。當「精神欲望」轉變為「問題化欲望」時，可是較「肉體欲望」強烈。在大腦（智慧）發達的人類身上，相當容易看見這種其他動物身上看不見的逆轉。

為了解決這個問題，就必須確認「欲望」的真正來源（確認就是自

宝彩有菜的愛與欲望之八要素表

欲望四要素			愛的四要素		
get	得到	**欲望**	**愛**	給予	give
hold	維持	**執著**	**笑容**	自由·放任	leave
compare	比較	**比較**	**肯定**	認可	accept
more	更多	**不滿**	**感謝**	滿足	enough
欲望的方向 ←			→ 愛的方向		

身），並採取「自我忍耐方式」以外的對策（消去、撤消方法）（＝又稱為「消滅安寧方式」〈後述〉）。

以「自我忍耐方式」抑制肉體欲望、精神欲望，來符合社會常識的方式，可稱為「智慧的成長」。對於精神欲望，還可以更進一步以「消滅安寧方式」因應，稱為「智慧的完成」。

當人類想要追求真正的幸福時，「智慧的完成」為不可欠缺的重要關鍵。

而冥想就是為了「智慧的完成」之實踐性練習方法。

◎「智慧的完成」及「愛與欲望之八要素」

冥想雖然以「智慧的完成」為目標，但並不是要捨棄「欲望」、遠離塵世。而是要經由冥想，使內心運作方向朝向「愛」的思考，而非「欲望」的思考。

為了不使「智慧的成長」往前述表格中「欲望的方向」過度延伸，就必須採用「自我忍耐方式」。這其實也是重要的成長過程，不過這部分做得再完美，仍是無法達到「智慧的完成」。

「智慧的完成」可藉由「消滅安寧方式」達成。換言之，是朝與「欲望」呈反方向的「愛的方向」前進。並非get、hold、compare、more等「欲望的方向」，而是朝give、leave、accept、enough之「愛的方向」。

「欲望看板」因「欲望」產生而立起。想要推倒欲望看板，不朝「欲望的方向」而是往「愛的方向」即可。基本上必須：①回想立起「欲望看板」的正是自己（＝轉換方向），②自己創造「滿足提示」即可。

①轉換方向時，冥想即可派上用場，②想要創造滿足提示，只需朝「愛的方向」前進即可。自身的思考、行動均以「愛的四要素」為基礎，時時將「愛」、「笑容」、「肯定」、「感謝」銘記在心。此外，「精神欲望」的「滿足提示」，對於其他「精神欲望」也有同等效用。只要達成任一愛的四要素，其他三要素也是手到擒來。

此外，世上的所有事物、工作、活動，可以由「欲望」構成，也可以由「愛」構成。而人類最為精采的藝術、文化、豐功偉業等，都是由「愛」所構成。日常生活中的溫柔、開心、快樂等，也都是因「愛」而生。捨棄「欲望」、消除「欲望」就是這麼一回事。

由於這是本書中極為重要的關鍵，請容我再次重申，「智慧的完成」請朝「愛的方向」前進吧！

◎為了觀照的練習

冥想是為了「智慧的完成」之實踐性練習方法，而「冥想」時最應先掌握的關鍵在於「觀照」。「觀照」可說是「冥想」的入口，當找到此入口並順利通過，之後幾乎只需沿著既有道路前進，就能掌握冥想要領。因此，首先熟習「觀照」的技巧重要無比。

「觀照」的練習不僅限於冥想時，在日常生活中也可進行。以下列舉三項基本練習，請務必親身實踐。只要親身體驗過後，對於「觀照」是什麼以及訣竅等，都能有更深一層的認同與理解。「冥想」屬實踐科學，還請經由實際行動親身體驗。

日常生活「觀照」的練習：

①將討厭的感受認為是幸運的練習；

②確認批判之心的練習；

③讓人生更加美好的練習與準備。

練習1 將討厭的感受認為是幸運

一般人在產生厭惡的感受時，多半會覺得「討厭，真不走運。」不過，接下來的練習，就是要將「討厭感受」反向思考為「真幸運，好Lucky！」

討厭感受是因「欲望」未滿足而產生的情感，好不容易抓到「欲望」的尾巴，又怎能讓感情就這麼順勢發展呢？其實應加以利用，這也是抑制「欲望」的基本練習。

舉例來說，當人處於空腹狀態，產生飢餓感，這是種「討厭的感受」。如果是孩童的話，就會開始嚎啕大哭。這是因為「食欲」的「欲望」未能獲得滿足的緣故。

透過這種欲望「尾巴」的討厭感受，可發現「欲望」的「真面目」。

請想成「發現空腹了，真是幸運。為什麼呢？這樣的話，就可以設法推倒空腹引發的欲望看板」（欲望看板可說是大腦中，暗示「欲望提示」的象徵）。

舉例而言，突然被部長告知要留下來加班，此時不應想著「為什麼不能事先把工作都交代好呢？居然要臨時留下來加班，今天本來有想去的地方，真討厭啊……」而是練習思考「嗯，真討厭，不過要『想作是幸運』。為什麼呢？當發現欲望看板時，也就掌握了消除討厭感受的關鍵。」這也正是發現欲望看板的機會，可促使人思考「那麼到底有哪些不滿足的欲望呢？」

像這樣察覺「討厭感受」時，「欲望」時常也會立即現身，因此相當容易捕捉。能察覺任何「討厭感受」的產生，都相當幸運。

使人可以立即了解「討厭感受」＝「不滿足之欲望」的運作模式。儘管不曉得具體欲望的名稱，但只要理解背後的運行構造，就可說是跨出第一步了。

為了使大腦察覺現今腦中運作的欲望，請務必進行此練習，讓立即發現「欲望」成為習慣。

接著就請將欲望分類為「肉體欲望」與「精神欲望」。「這是肉體欲望，當有滿足提示時就可消除」，或「這是精神欲望，所以不會有滿足提示出現」，如此一來即是真正的心的觀照。

此外，原先的欲望曖昧不明也無妨。越是久遠的欲望，就越是難以理解，只要培養「我可以這樣迅速反應，這是為什麼呢？有著什麼欲望呢？」立即反應並提出疑問的習慣。只要腦中持續存在「為什麼呢？」的疑問，當大腦閒暇時，就會著手調查。時機成熟時，自然就會發現「原來如此，我是這樣想的啊，所以心情才會不好。不過那已經是過去的事了，現在已經沒必要那麼想了」，並因新發現而開心。

當確認一次過後，就不會再產生自動反應，同時也不會再為相同事情，感到心情不佳了。

將「討厭感受想作是幸運」的練習，儘管只有一天但可以持續一星期時，想必更能體會「心情」、「欲望」、「思考」間的關係。討厭感受的源頭，必定有著欲望存在。

此外，為了作為自我練習的鼓勵，記下發現的欲望當作成果紀錄，也不失為一項好方法。可將精神欲望與肉體欲望合計。同時，發現有趣的欲望、特別的欲望時，也可寫下評語作為自我學習。

儘管已是冥想達人，但藉由此練習仍可使人找回初衷，因此確實有實踐的價值。也可藉此發現不熟悉的欲望，再次確認自己的熟練程度。

練習2 確認批判之心

這個練習並不是要自己成為社會上的好人，而是要觀察自身欲望。產生「批判」的原因，在於自身基準不同於他人的關係。

感到「什麼嘛，那個人真沒常識耶」時，是自己的常識與對方的常識不同。若是相同的話，就不會產生這個情形。

當覺得「做那種事真是失禮」時，也是自己的禮儀基準與對方的禮儀基準不同。

「為什麼會做出那種事呢？真是笨蛋」的想法，亦是如此。

「像那樣都在玩，人生就毀了」的批判，亦是如此。

「這樣還不錯啊，不要那麼頑固」，亦是如此。

並非自己的基準高於對方基準，而是兩者間有落差。

此外，對於這段落差抱持「自己的基準正確」之想法，故批判對方。

「批判」可說是使人類這個「物種」共存共榮而繁盛發展，寫進「遺傳因子」般的本能行為，是具有根源性的現象。

舉例來說，有人遭遇危險、要吃下毒菇等毒物時，人會不自覺地大喊「住手」，企圖阻止，或是付諸行動。默不作聲看著事情發生，會讓人過意不去，因此會設法阻止。由於那是不同於自己基準的事情，結果卻能保護對方免於危險，我認為這樣的舉動相當美好，也可說是「人類愛的遺傳因子」。此時，表明「危險、笨蛋、住手」，可說是由「人類愛」而衍生的行動。

然而，當此舉動延伸至與人類繁榮無關的事物上時，就不是件好事了。

穿著打扮、口味喜好、說話方法、個人生存方式等與人類繁榮不具太大關係的事物，就沒必要以「笨蛋、住手」及啟動遺傳因子作用的必要。

因此，首先要觀察並確認自己是產生何種「批判」。察覺自己想著「真討厭，怎麼那樣說」時，就請以「啊，這是批判」而計算一次。

「批判」時常在無意識間產生，請多加小心留意。

理解進行「批判」的大腦行動後，在一開始時，就要加以制止。如此一來，之後「想要改變」對方的想法是自由，「置之不理」也是自由。使得「雖然想要改變對方，但還是必須忍耐」的壓抑不再，心情也就不那麼糟了。

可以說出「好危險，不要這樣吧！」也能脫口而出「哈哈哈，真是太有趣了。」對腦中產生的「批判」不再抱有意識，可說是獲得了如何行動的判斷自由，讓人感到自己似乎變得更為寬裕富足。

（注）然而，要求對自己蠻橫不講理之人修正態度，並非「批判」。雖然極為相似，但卻是截然不同。這其實是「一種要求」，問題在於如何進行交涉。請勿與「批判」混為一談。

練習3 讓人生更加美好的練習

人生在世，偶有感到「啊，活著真好，人生真好」的時候。不過那往往是機會渺茫、短短的一剎那。

熱衷工作的大腦，會致力於思考如何比現在更幸福。事實上，為了更加幸福而「發現問題並加以解決」，正是大腦的任務。大腦依循任務、持續發現新問題，並進一步深入探討。這樣的大腦確實值得我們脫帽致敬，然而，當不自覺放任大腦這種行為時，會使得自己的人生時常充斥著諸多嚴重問題。

因此才需要此練習，請試著在心中默唸「人生真美好。」

如果大腦絲毫不認同，因此覺得「在說什麼啊？」這也無妨。儘管舉步維艱、憂心忡忡，仍請別忘了安插「人生真美好」這句話。想著「為什麼都沒辦法變得上手？」時，就插進「不過，人生真美好。」當感到「好擔心，心裡七上八下，該如何是好？」而思索時，也接續「不過，人生真美好。」

如此一來，意識即會逐漸遠離渺小的事物。在人生的寬廣範圍中，建立起宏觀視野。稍稍轉變想法為「原來這種考驗與問題也是人生的一部分，人生基本上還是很美好。」

當習慣像這樣插入文句的動作時，「人生充滿美好」將成為基本態度。問題歸問題、掛心事項歸掛心事項，但自身的心情又是另一回事，這點無疑是件好事。

「不過這樣的話，是否就不會認真思考問題和掛心事項了？本應以更為合理、合乎經濟效益的方式，卻被隨興的解決方法取代。這樣就找不到最佳解決方法。所以，不應該想著人生真美好，應該要更認真地思考才對。」雖然大腦無法完全接受，但由於這是大腦的工作也無可奈何。不過豈能在此輸給大腦，這時應該這麼說——

「好，我曉得在人生很美好之論點上，思考而得的結論，可能有不周全的疑慮。但我覺得那就已經足夠了，以『人生真美好』為出發點的結論就可以了。因此，沒有必要再思考其他事。」換言之，應堅持己見，儘管有未完善之處，也要想作「良好」，絕不要在此過度檢討，特別是對未來及過去的檢討。

多數的「不幸感」都來自於過度檢討，不過度檢討想必就能與「人生真美好」的感受產生相連。

再次複習具體的練習方法如下：

①察覺負面情感時，以「人生真美好」面對；

②不向大腦追究、檢討不足的責任。不過問。

寶貴人生的有限時間不應浪費。這個練習主題的附加意義，即是要停止無謂的思考。新增「人生真美好」這個想法吧！如此也會讓人真正滿足於美好人生。

專欄 靈異現象的謊言④

真的會有靈魂出竅嗎？

有人說「我的靈魂脫離自己的身體」，表示自己曾靈魂出竅。就物理學角度而言，這是不可能的事，不會發生靈魂出竅的現象。

不過，我自己在進行深層冥想後，也曾在天花板上、大約頭頂的位置，俯視伸直雙腿、放鬆的自己。

「啊，這就是所謂的靈魂出竅啊！」我饒富興味觀察過後，最終眼前影像仍回到平常在自己腦中之眼球所看出的影像。

這其實是腦中處理雙眼接收情報、建構為立體之繪圖軟體的位置係數「遊戲」。簡單來說，是3D視點的變更。換言之，可說是錯覺。一般而言，視點會保持在一定位置的基準點，但當無此必要，或是保持力不佳時，就會產生移動、偏差。因此，在放鬆而且是熟悉的房間等狀態下，相當容易發生此現象。緊張時，位置係數並不太會發生偏移。

人類的雙眼會分別向大腦傳遞略有差異的平面影像，大腦經由「重製軟體」重組為立體影像進而認識。其實並不是直接看見眼前事物，而是重組後的事物，此時只要視點位置在「重製軟體」中移動，就能形成彷彿俯視的影像。

大腦可以讓你看見在空中飛翔的夢，只要改變位置情報，不過是輕而易舉的小事。若想親身體驗時，不妨在昏暗房間裡進入深層冥想狀態，靜靜伸直雙腿、將上半身向後躺下。後躺角度約一半時，請將手置於身體後方撐地，維持斜躺的姿勢、注視自己的腳尖（第一章，15「終了休息」的插圖），如此一來，就可以達成了。大腦的軟體已經先進入躺著的狀態，但實際上自己還是斜躺。不過，達成這個狀態也不會有任何益處，沒有達成也不會有任何損失，單純就只是種錯覺。

此外，當由上而下俯視自己身體時，也可能感到「啊，我還是只能存在於這個身體裡。這是獨一無二、無法取代的重要存在。我就是住在這個宮殿裡，是我可愛的身體啊！我要盡最大努力好好保護它，才能長久居住，真是值得感謝。」

第5章

冥想熟練的 Q&A

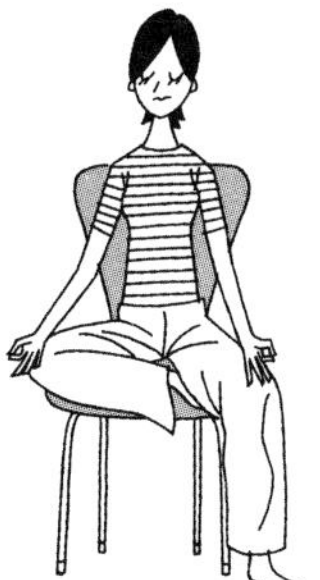

Q1 請教我呼吸時的訣竅。

A

冥想時不論吸氣、吐氣都盡量拉長時間。緩慢呼吸對第一階段（實踐冥想）及第二階段（境界冥想）都同等重要。

當冥想技巧純熟、進入第二階段時，呼氣的最後可使人首次感到快感。仔細觀察即會發現，吐氣結束時，「快感」就會消失，因此應盡量延長吐氣時間。吐氣時間長卻吐氣量少時，也不會產生「快感」，故必須在開始時，就吸入大量空氣。

然而，在還不習慣時想著「要深深吸氣，然後盡量緩緩吐氣」而勉強自己，只會感到痛苦，請循序漸進練習此呼吸法。請以緩和的自然呼吸為基本原則。此外，時間的長度也會因人而異。

Q2 環境嘈雜時可以使用冥想CD嗎？

A

若是想以CD聲音抵消環境雜音時，可在冥想時播放CD。聲音單調的冥想用CD可與擾人的環境雜音抵消，使人更加集中於曼陀羅上，讓自己的意識隨著CD一同消失，如此一來也是阻斷聽覺的方法。

使用的CD以無伴奏的單調聲音為佳。不過，同樣高音連續出現時，會讓耳朵感到疼痛，因此請選擇旋律起伏適當的音樂。舉例來說，溪流聲、坦布拉琴（印度撥弦樂器）等單調的演奏都相當適合。

會讓人腦海中浮現影像、以話語引導人思考的CD，或是有旋律的音樂，反而都會阻礙冥想。此外，類似風聲的聲音會讓人感到不安，鳥叫聲等容易轉移意識，都不適合用於冥想。

Q3 冥想時眼睛會使力，眼睛位置該放在哪裡呢？

A

開始冥想後，會對眼睛位置、舌頭位置等多處感到在意，請找尋自己覺得最為輕鬆的位置。不使自己感到緊張為重要關鍵，請放鬆身體。

當意識遠離該部位時，就會不再使力。接著意識便會轉向其他部位，此時可能開始對其他部位感到在意。

回想起來，我自己剛開始冥想時，亦是如此。對眼睛的在意結束後，就換成舌頭等，還曾在意起心臟的撲通撲通聲。不過，大抵消除對於各部位的在意後，就不必擔心了。我想並不會持續對相同部位感到在意的。

對眼球位置感到在意時，可在冥想時嘗試改變眼睛位置、放鬆不使力。請以最為輕鬆的位置進行冥想。請想著「在意也無妨」，之後想必也就不再在意了。

Q4

冥想時明明是一片漆黑，眼球內部卻可以看見藍光、紅光，這與冥想的狀態有關係嗎？

A

從事「思考」的大腦雖然主要使用「語言」，但也會利用「影像」、

「圖像」等。這些影像類的資料也會是大腦桌面上的資料，因此必須進行整理工作。

通常受到外力追趕、資料量增加時，就會自然進行整理。除此之外，彷彿看到圓球狀的光影時，可能是生理上身體正在進行某些處理工作。由於時間並不會持續太久，不需過於在意。

此外，也可能發生在漆黑環境下，大腦的部分會全部明亮無比（通常會感到偏白色）的情形。這種情形容易發生在「境界冥想」時，主因在於主掌視覺的大腦部位活性增加，請不做任何動作、置之不理即可。

冥想時雖然會發生或看見各式各樣的情形，但其中絕無任何對自己不利的問題，請放心進行冥想。對於預料之外的事情感到樂在其中時，反而能更快掌握冥想訣竅。

Q5 冥想時口中會有唾液累積，該怎麼辦才好呢？

A

正常來說，在身體健康的放鬆狀態下，成人每天會分泌一至兩公升的唾液，嚥下後會不斷循環，以使口腔、喉嚨、食道保持清潔。冥想時唾液分泌量增加的原因在於，放鬆後，消除了日常生活緊張而造成唾液不易分泌的狀態。此外，也可能出現坐姿冥想時，「眼淚」流出、「打嗝」等情形。這些都是由於身體認定為必要行為，但因日常生活的緊張狀態等而未能進行。

冥想時身體放鬆，因此身體經常會先進行必要行為。這些都是有益身體的好事，冥想時在口中的唾液也請全數嚥下吧！保證不會有任何問題。

這些行為還可說是為了接近原本身體的良好狀態，當必要調整結束後，就會恢復正常。

Q6 眉間會不自覺使力，該怎麼辦才好呢？

A

冥想中可能會出現表情不悅、雙唇下垂、肩頸等緊繃的情形。這是與身體一同記憶某項事物的徵兆，任何發現都是良好的線索。

以下為發現方法之一。假如一臉面無表情開始進行冥想，接著就請觀察自己什麼時候開始蹙眉，觀察後就會發現「啊，原來如此，我在思考無法理解的事物時，就會蹙眉。」或者也可能發現「腦中在想著要努力的事情時，就會不自覺地咬牙切齒。」

曉得理由後，接下來就請在日常生活中留意，避免無意識的反應。例如，思考「不懂的問題」時不蹙眉、遇上「要加油的情況」時不咬牙切齒。

如此一來，冥想時也會自然避免這些行為，有時還可能因此發現事實背後的真正原因。

Q7 冥想時頭部或身體會覺得癢，該如何是好呢？

A

冥想時的感覺敏銳，對於平常若無其事的刺激，也可能會感到搔癢。這是由於意識集中於固定一處的關係，應將意識喚回，但並非在大腦中想著「好癢啊，怎麼辦？這樣下去沒辦法冥想，太癢了無法集中精神」等，而是感到搔癢時，就找出相關資料予以承認「我覺得癢」；想要更簡潔時就想著「癢」。

大腦會對此找尋因應對策，請以「癢」加以阻止。如此一來，大腦會再拿出其他資料，最後就忘記「癢」這回事。冥想時由五感接受的情報，大抵都能以認可後置之不理的方式處理，有機會請試試看。

不過，如果是身體因汗水、塵埃等穢物而感到搔癢時，忍耐著進行冥想的行為並不值得鼓勵。這種情況下就請先沐浴，讓身體潔淨後，再開始冥想吧！

Q8

冥想的第二階段憶起不願回首的過去時，也有助於內心恢復元氣嗎？

A

進入冥想第二階段時，過往記憶會鮮明浮現在眼前。

其中，勢必也有令人感到痛苦難受的記憶。

一般來說，「大腦」會試圖抑制那些記憶，但在冥想時，「大腦」的壓抑被解開，使得這些記憶容易被取得。不過，人還是會沒來由地感到厭惡、不願接近。其實這並不要緊，請鼓起勇氣回想吧！

經由回想而再次體驗，一定可以產生不同於當時的新解釋。對現在的自己來說，新解釋絕對可以使人生更加快樂、開心。

請務必努力，勇敢面對過往回憶吧！

後記

冥想是科學，冥想是技術。

我認為冥想這項優秀出色的方法，可謂人類共有的重要知識財產。

本書即是作為冥想的入門書而撰寫。

關於冥想的基本介紹和祕訣，在本書中都有淺顯易懂的說明。為了增進讀者理解，對於心的構造及大腦運作也有清楚明瞭的解說。上述知識對於日常生活中，確認心的活動與心情都有具體效用。

本書若能作為各位讀者的冥想指南，派上些許用場，我將感到莫大的喜悅。

冥想讓人開朗而健康。

冥想締造豐裕的幸福人生。

冥想的方式相當簡單並有益身心健康，儘管只是多一人也好，希望能使更多人體驗冥想的絕妙功效。若能經由冥想讓更多人的每日生活洋溢愛、歡笑和喜悅，將會讓我開心無比。

如此一來，想必人人都是心靈富足而幸福，同時全球越發和平與充滿開朗歡樂。

若本書可以貢獻棉薄之力，將是我無比的光榮。

在此要感謝光文社吉田るみ小姐、自治醫科大學渡邊英壽教授等諸多人士的協助，讓本書得以順利出版。

在此致上由衷感謝。

宝彩有菜

Beautiful Life 76

開始冥想吧！

15分鐘，讓身心重回平衡，擁抱零焦慮生活的輕冥想

原著書名——始めよう。瞑想：15分でできるココロとアタマのストレッチ
原出版社——株式会社光文社
作者——宝彩有菜

譯者——李伊芳
責任編輯——曾曉玲、劉枚瑛
特約編輯——連秋香
版權——吳亭儀、江欣瑜、林易萱
行銷業務——黃崇華、賴正祐、周佑潔、張媖茜

總編輯——何宜珍
總經理——彭之琬
事業群總經理——黃淑貞
發行人——何飛鵬
法律顧問——元禾法律事務所 王子文律師
出版——商周出版
台北市104中山區民生東路二段141號9樓
電話：(02) 2500-7008　傳真：(02) 2500-7759
E-mail：bwp.service@cite.com.tw
Blog：http://bwp25007008.pixnet.net./blog
發行——英屬蓋曼群島商家庭傳媒股份有限公司城邦分公司
台北市104中山區民生東路二段141號2樓
書虫客服專線：(02)2500-7718、(02) 2500-7719
服務時間：週一至週五上午09:30-12:00；下午13:30-17:00
24小時傳真專線：(02) 2500-1990；(02) 2500-1991
劃撥帳號：19863813　戶名：書虫股份有限公司
讀者服務信箱：service@readingclub.com.tw
城邦讀書花園：www.cite.com.tw
香港發行所——城邦(香港)出版集團有限公司
香港灣仔駱克道193號超商業中心1樓
電話：(852) 25086231傳真：(852) 25789337
E-mailL：hkcite@biznetvigator.com
馬新發行所——城邦(馬新)出版集團【Cité (M) Sdn. Bhd】
41, Jalan Radin Anum, Bandar Baru Sri Petaling,
57000 Kuala Lumpur, Malaysia.
電話：(603)90578822　傳真：(603)90576622
E-mail：cite@cite.com.my

美術設計——copy
印刷——卡樂彩色製版印刷有限公司
經銷商——聯合發行股份有限公司 電話：(02)2917-8022　傳真：(02)2911-0053

2015年（民104）4月初版
2022年（民111）6月14日二版
定價350元　Printed in Taiwan　
ISBN 978-626-318-282-0
ISBN 978-626-318-298-1（EPUB）

城邦讀書花園 www.cite.com.tw

HAJIMEYO. MEISO
by HOSAI Arina

插圖——原子高志
第105頁資料提供——自治醫科大學 渡邊英壽教授
圖表製作——河合理佳

國家圖書館出版品預行編目(CIP)資料

開始冥想吧！：15分鐘，讓身心重回平衡，擁抱零焦慮生活的輕冥想 / 宝彩有菜著；李伊芳譯.
-- 二版. -- 臺北市：商周出版：英屬蓋曼群島商家庭傳媒股份有限公司城邦分公司發行, 2022.06
208面；14.8×21公分. -- (Beautiful life；76)　譯自：始めよう。瞑想：15分でできるココロとアタマのストレッチ
ISBN 978-626-318-282-0(平裝)　1. CST: 超覺靜坐　411.15　111006007

商周出版

廣	告	回	函
北區郵政管理登記證			
台北廣字第000791號			
郵資已付，免貼郵票			

104台北市民生東路二段 141 號 B1

英屬蓋曼群島商家庭傳媒股份有限公司

城邦分公司

請沿虛線對摺，謝謝！

商周出版

書號：BB7076	**書名**：開始冥想吧！	**編碼**：

請於此處用膠水黏貼

商周出版

讀者回函卡

線上版讀者回函卡

感謝您購買我們出版的書籍！請費心填寫此回函卡，我們將不定期寄上城邦集團最新的出版訊息。

姓名：＿＿＿＿＿＿＿＿＿＿＿＿＿＿＿＿ 性別：☐男 ☐女

生日：西元＿＿＿＿＿年＿＿＿＿＿月＿＿＿＿＿日

地址：＿＿＿＿＿＿＿＿＿＿＿＿＿＿＿＿＿＿＿＿

聯絡電話：＿＿＿＿＿＿＿＿＿＿ 傳真：＿＿＿＿＿＿＿＿＿＿

E-mail ：

學歷：☐ 1. 小學 ☐ 2. 國中 ☐ 3. 高中 ☐ 4. 大學 ☐ 5. 研究所以上

職業：☐ 1. 學生 ☐ 2. 軍公教 ☐ 3. 服務 ☐ 4. 金融 ☐ 5. 製造 ☐ 6. 資訊

☐ 7. 傳播 ☐ 8. 自由業 ☐ 9. 農漁牧 ☐ 10. 家管 ☐ 11. 退休

☐ 12. 其他＿＿＿＿＿＿＿＿＿＿＿＿＿＿＿＿

您從何種方式得知本書消息？

☐ 1. 書店 ☐ 2. 網路 ☐ 3. 報紙 ☐ 4. 雜誌 ☐ 5. 廣播 ☐ 6. 電視

☐ 7. 親友推薦 ☐ 8. 其他＿＿＿＿＿＿＿＿＿＿＿＿＿＿

您通常以何種方式購書？

☐ 1. 書店 ☐ 2. 網路 ☐ 3. 傳真訂購 ☐ 4. 郵局劃撥 ☐ 5. 其他＿＿＿＿

您喜歡閱讀那些類別的書籍？

☐ 1. 財經商業 ☐ 2. 自然科學 ☐ 3. 歷史 ☐ 4. 法律 ☐ 5. 文學

☐ 6. 休閒旅遊 ☐ 7. 小說 ☐ 8. 人物傳記 ☐ 9. 生活、勵志 ☐ 10. 其他

對我們的建議：＿＿＿＿＿＿＿＿＿＿＿＿＿＿＿＿＿＿＿＿

＿＿＿＿＿＿＿＿＿＿＿＿＿＿＿＿＿＿＿＿

＿＿＿＿＿＿＿＿＿＿＿＿＿＿＿＿＿＿＿＿

請於此處用膠水黏貼

Beautiful Life

Beautiful Life